“十四五”时期国家重点出版物出版专项规划项目

食品科学前沿研究丛书

真菌毒素与粮食食品安全

武爱波　主编

科学出版社

北　京

内 容 简 介

本书靶向粮食食品安全领域，重点聚焦粮食及其制品中主要真菌毒素污染问题，包括粮食及其制品中真菌毒素快速定性与精准定量分析、粮食及其制品中真菌毒素毒性评价及风险评估、粮食及其制品中真菌毒素污染安全控制、展望等四个部分，概括了近 5 年来国内外在真菌毒素与粮食食品安全方向的最新研究进展，详细讨论并提出高效、安全解决粮食食品真菌毒素污染的可靠途径。

本书可为国内外食品安全及粮食安全领域政府管理部门、专业技术人员、本科生与研究生以及粮食食品行业从业者等提供有价值的参考。

图书在版编目（CIP）数据

真菌毒素与粮食食品安全 / 武爱波主编. -- 北京 ：科学出版社, 2025. 4.
(食品科学前沿研究丛书). -- ISBN 978-7-03-081898-0

Ⅰ. R996.2；TS201.6

中国国家版本馆 CIP 数据核字第 2025JT7277 号

责任编辑：贾　超　孙静惠 / 责任校对：杜子昂

责任印制：赵　博 / 封面设计：东方人华

科 学 出 版 社 出版

北京东黄城根北街 16 号

邮政编码：100717

http://www.sciencep.com

北京中石油彩色印刷有限责任公司印刷

科学出版社发行　各地新华书店经销

*

2025 年 4 月第　一　版　开本：720×1000　1/16

2025 年 7 月第二次印刷　印张：10

字数：200 000

定价：98.00 元

（如有印装质量问题，我社负责调换）

丛书编委会

前　言

小麦、玉米、水稻等是我国及全球最主要的粮食，也是最重要的战略性储备物资与食品原料之一，对整个国家及全世界的粮食安全和食品安全极其重要。具体来讲，直接决定了农业种植及生产加工、食品及饲料工业等与国民经济和社会民生直接密切关联的主要行业发展。因此，粮食食品安全的重要性不言而喻，是必须全力保障的公共安全。然而，由于这些粮食作物在种植、生产、加工、储运等过程中容易受到曲霉菌、青霉菌、镰刀菌等病原真菌的侵染，粮食产量、营养品质等明显下降，造成惨重经济损失。更重要的是，能带来病原菌有毒次生代谢产物（即真菌毒素）污染，造成人和动物损伤，引发食品安全问题。其中，黄曲霉毒素 B1、玉米赤霉烯酮、脱氧雪腐镰刀菌烯醇、伏马毒素 B1 等最为常见，在全世界范围内的污染率和污染水平均较高。而近年来，链格孢毒素、蛇形毒素、恩镰孢毒素、白僵菌素等新兴毒素逐步引起广大研究人员和监管部门的关注。

本书为“十四五”时期国家重点出版物出版专项规划项目“食品科学前沿研究丛书”之分册，在国家杰出青年科学基金项目（32025030）支持下，聚焦真菌毒素与粮食食品安全，涵盖检测监测、毒性评价与风险评估、绿色防控与安全阻控等控制、标准与法规制定等近 5 年各个方面的最新研究进展，为食品科学、微生物学、生物化学与分子生物学、分析化学、合成生物学等领域的科研人员、学生、公司与政府行业主管部门人员等提供参考。

本书内容由中国科学院上海营养与健康研究所食品安全与真菌毒素研究组团队人员分工、协作完成，由于时间紧迫、撰写工作任务属极细分领域，难免有疏漏之处，敬请各位专家、读者批评、指正！

武爱波

2025 年 3 月

目　录

第 1 章　粮食及其制品中真菌毒素快速定性与精准定量分析

1.1　样品前处理

样品前处理是样品分析中的关键步骤之一，旨在消除基质干扰、提升方法的精密度、准确度、灵敏度和选择性，是确保检测结果可靠、准确的重要前提。前处理过程包括样品制备、提取、分离纯化和浓缩等步骤，以便在复杂基质中最大限度地提取待测组分，进而进行定性和定量分析（崔东伟，2021）。谷物及其制品常含有蛋白质、油脂等杂质，基质复杂，但真菌毒素的含量极少。因此，实现真菌毒素的精准检测依赖于高效、快速的前处理方法。目前，真菌毒素的前处理方法主要包括液-液萃取（liquid-liquid extraction，LLE）、固相萃取（solid-phase extraction，SPE）、QuEChERS、凝胶渗透色谱（gel permeation chromatography，GPC）、免疫亲和层析（immunoaffinity chromatography，IAC）和免疫磁珠（immunomagnetic beads，IMBs）等技术。

LLE 是一种传统的提取方法，广泛应用于真菌毒素的萃取，具有操作简单、通用性强等优点（Yu et al.，2023）。其原理是通过样品中不同组分在两种不相容液相中的溶解度或分配系数的差异实现目标化合物的分离和富集，常用乙腈/水或甲醇/水体系（Antony et al.，2021）。尽管 LLE 操作简单便捷，但存在有机溶剂消耗大、难以满足高通量检测需求以及目标物易流失等缺点（Badawy et al.，2022）。通过添加无机盐（如 NaCl）提升分配系数，LLE 的萃取效率可进一步提高（Bokhary et al.，2021）。例如，Salim 等（2021）将 LLE 应用于米糠中黄曲霉毒素（aflatoxins，AFs）和赭曲霉毒素（ochratoxins，OTs）等多种真菌毒素的同时检测，获得了较高的提取回收率和良好的线性关系。Slobodchikova 和 Vuckovic（2018）将乙酸乙酯用于脱氧雪腐镰刀菌烯醇（deoxynivalenol，DON）和黄曲霉毒素 B1（AFB1）等 17 种真菌毒素的萃取，大幅降低了基质效应且无需免疫亲和柱，降低了检测成本。

SPE 基于吸附剂的特性实现目标化合物与干扰物的有效分离，随后用合适的洗脱液将目标化合物从固体吸附剂中洗脱，完成分离和富集（孙学丽和王丽娟，2022）。作为一种广泛应用的传统吸附萃取技术，SPE 具备高效、稳定、重现性好等优点（姚建华，2020），但其溶剂和样品消耗量较大，检测成本较高（邓龙等，2023）。与 LLE 相比，SPE 可以依据目标物的结构和样品基质的特点选择合适的吸附剂，在目标分析物的富集和纯化方面效果更佳（崔东伟，2021）。例如，Yu 等（2023）利用亲水-疏水平衡 SPE 柱从水果中提取真菌毒素，平均回收率达 85%～108%。黄忠亮等（2024）建立了结合自动 SPE 的液相色谱-串联质谱法测定杂粮中 14 种真菌毒素，结果表明检测灵敏、准确，适用于多种谷物样品。

QuEChERS 是一种新型的快速样品前处理技术，具有快速（quick）、简便（easy）、便宜（cheap）、高效（effective）、耐用（rugged）、安全（safe）等特点（李俊超等，2021）。其方法简单，样品经有机溶剂提取后，用盐析或离心除水，再用乙二胺-*N*-丙基硅烷化硅胶等吸附剂净化（孙学丽和王丽娟，2022）。QuEChERS 具备溶剂用量少、回收率高等优势，特别适用于食品基质中真菌毒素的提取（崔东伟，2021）。例如，在对坚果中真菌毒素的定量研究中利用 QuEChERS 方法，能有效地减少基质效应，同时实现溶剂用量少和较高的回收率（75%～98%）（Alcántara-Durán et al.，2019）。殷锡峰等（2024）利用 QuEChERS-超高效液相色谱-串联质谱法检测多种粮食作物中 7 种真菌毒素残留，方法快速、灵敏度高，适用于多种基质样品。Miró-Abella 等（2017）则利用该技术分析了植物型饮料中的 AFs 和其他毒素，回收率达 80%～91%，结果良好。

GPC 基于分子量筛分原理，通过不同分子量物质在多孔聚合物凝胶中的滞留时间差异，实现待测物与基质的有效分离（何丽，2024）。GPC 的填料通常选用交联聚苯乙烯二乙烯基苯，具有较强的热稳定性、化学惰性和优良的力学性能；在流动相选择方面，多使用无水乙腈、甲苯或其他有机溶剂，以确保溶剂毒性低、化学性质稳定。GPC 的优势在于操作效率高、适用范围广、可重复试验且具有较大的净化容量（傅小红，2022）。例如，Kholif 等（2021）将 GPC 用于油料种子中 AFs 的检测，验证出玉米谷物中 AFs 污染的风险更高，并为 AFs 风险评估和管理提供了有效支持。

IAC 技术基于生物大分子之间的特异性识别和可逆结合，将抗体固定于固定相载体上，以实现目标物与干扰物的高效分离，进而确保检测结果的准确性（桑晓霞等，2019）。IAC 多针对单一种类真菌毒素净化，通用性较差且不适合高通量检测（牛灿杰等，2023），但是在复杂基质中可实现目标物的高效富集和纯化，并减少有毒试剂的使用，具有绿色环保和特异性强等优点（戴宇琪等，2024）。例如，Wang 等（2024）使用免疫亲和柱对食品和饲料样品中的玉米赤霉烯酮（zearalenone，ZEN）进行检测，展现出良好的回收率（92.46%～105.48%）和可接受的相对标准偏差。刘飞等（2021）利用 IAC 在线净化富集饲料中的 4 种 AFs，回收率为 94.6%～114.3%，显示出良好的净化效果和较短的分析时间。Naomi 等（2022）则采用多抗体 IAC 净化饲料中多种真菌毒素，无需同位素标记或基质匹配液即可实现准确定量，回收率为 74%～117%。

IMBs 是一种新兴的生物技术，通过将抗体与磁性材料（如 Fe_3O_4 纳米颗粒）偶联形成定向固定化的免疫磁珠，在外加磁场作用下实现样品的特异性净化与富集（Zhang et al.，2021a）。IMBs 操作简便快捷，且具有较高的特异性。然而，高质量商业化免疫磁珠依赖进口，成本较高，限制了其广泛应用（侯广月等，2019）。Huang 等（2021）将抗体与磁珠结合制备了灵敏且特异性强的免疫磁珠，开发了一种高效的酶联免疫检测方法，用于稻黑粉菌素的检测，对稻黑粉菌素 A、B 和 G 的灵敏度分别为 0.15 μg/mL、0.14 μg/mL 和 0.04 μg/mL。韩祎陟等（2024）则通过免疫磁珠净化结合高效液相色谱，检测植物油中的 AFB1、AFB2、AFG1 和 AFG2，以甲醇-水溶剂（70∶30，体积比）提取，经 AFs 免疫磁珠净化后，结合自动工作站提升了净化效率，在植物油样品中 4 种毒素的回收率达 74.0%～96.0%，相对标准偏差均小于 7.0%。该方法在准确性、灵敏度上与国家标准方法（GB 5009.22—2016）无显著差异，适用于植物油中多种 AFs 的定量分析。

综上所述，食品中真菌毒素检测的前处理方法不仅是保障食品安全检测准确性的基石，亦是推动食品安全科技进步的重要驱动力。随着研究的深入与技术的创新，已经形成了一系列高效多样的前处理技术，每种方法在特定应用领域发挥了不可替代的作用。然而，面对日益复杂的食品基质和真菌毒素种类的增加，仍需持续创新与探索，加强跨学科协作，深化基础研究，开发出更加高效、便捷和环保的前处理方法，以适应未来的检测需求。

1.2 快速免疫分析

目前,大多数真菌毒素的定量检测以仪器分析法为主,如液相色谱-质谱联用、气相色谱-质谱联用、高效液相色谱等仪器分析方法。虽然仪器法分析精确，但其样品前处理方法相对复杂，检测成本高且耗时长，并不适于大量样本的高通量检测。快速检测方法具有快速、灵敏等优点，越来越受到大众关注。同时，实时现场快速检测，有效提高了监控的时效性。而且随着单克隆抗体技术的出现，基于抗原和抗体的免疫学快速检测技术，逐渐成为检测领域的研究热点。基于免疫学的真菌毒素快速检测方法主要有以下几种。

1.2.1 酶联免疫吸附分析

酶联免疫吸附分析（enzyme-linked immunosorbent assay，ELISA）是最经典的免疫检测方法，其特点是准确、特异、快速且检测成本低廉，在临床诊断和食品安全领域应用广泛。目前对单种及多种的真菌毒素 ELISA 均有报道。由于真菌毒素分子量较小，ELISA 检测主要采用竞争法进行测定。特别地，近年来一些研究引入了新型材料使免疫检测方法更为灵敏。Xu 等（2021）建立了基于金属有机框架的 ELISA，用于 AFB1 的高灵敏检测，方法平均回收率为 91.8%，相对标准偏差（relative standard deviation，RSD）为 6.20%，均优于传统 ELISA（平均回收率为 78.6%，RSD 为 11.65%）。

1.2.2 免疫胶体金试纸条

免疫胶体金技术是市场上比较热门的一种新型快速检测技术。在真菌毒素检测的应用方面十分广泛，常被应用于大批量样品快速现场检测，具有广泛的开发前景。该技术是将特异性真菌毒素抗原固定于膜上，胶体金标记特异性抗体置于结合垫上，当待检样本加到样本垫上，待测物与结合垫上的胶体金标记抗体反应，通过毛细作用共同向前移动，当移至真菌毒素抗原的区域时，待检物与金标试剂的结合物又与之发生特异性结合而被截留在检测带上显现出颜色。关于真菌毒素相关的免疫胶体金技术检测报道包括单种和多种真菌毒素的定性及定量检测。

免疫胶体金技术应用于单种真菌毒素的报道比较普遍，Hu 等（2018）用开发的免疫胶体金试纸条检测中药材中的 AFB1，具有快速、灵敏、肉眼可读结果、操作简便、无需仪器等优点，适用于多种药材中 AFB1 的现场快速筛查。Yao 等（2017）基于金标记单克隆抗体开发了免疫胶体金试纸条，用于同时检测玉米中的伏马毒素 B1、B2 和 B3，检测限为 11.24 ng/mL，与高效液相色谱法结果具有良好的相关性，证明了其在现场快速检测玉米中多种伏马毒素的潜力。Pan 等（2020）利用胶体金纳米粒子和纳米棒作为信号标记，开发了检测谷物中 ZEN 的免疫层析试纸条。该试纸条检测限为 5.0 μg/L，对 ZEN 具有高特异性和灵敏度，能在 10min 内完成检测，且与商业 ELISA 试剂盒结果一致，适用于谷物样品中 ZEN 的快速筛查。

1.2.3　荧光免疫分析

荧光免疫分析方法基于抗原与抗体的特异性反应，以荧光素、量子点、量子点微球及时间分辨荧光微球等荧光标记物作为信号探针，实现灵敏且准确的检测。

1. 荧光免疫吸附测定法

荧光免疫吸附测定（FLISA）是荧光分析技术与免疫分析方法结合的经典应用。Li 等（2022）利用双量子点纳米粒子，开发了 FLISA 技术，用于同时检测饲料中的 AFB1 和 ZEN。该方法的检测限分别为 9.3 pg/mL 和 102.1 pg/mL，回收率为 82.50%～116.21%，与液相色谱-质谱联用（LC-MS/MS）法的结果高度一致。类似地，Zhou 等（2021）采用双量子点标记，开发了用于检测玉米中 ZEN 和 OTA 的方法，检测限分别为 0.0239 ng/g 和 2.339 ng/g，ZEN 的回收率为 93.15%～101.90%，OTA 的回收率为 95.29%～102.43%。该方法与高效液相色谱（HPLC）的检测结果相符，可用于多种毒素的检测。

2. 荧光定量免疫层析法

荧光定量免疫层析法基于荧光标记物与抗原、抗体的特异性结合，通过追踪化学反应的全过程实现定性与定量分析。Anfossi 等（2018）开发了一种荧光定量免疫层析法，该方法利用量子点荧光被金银纳米颗粒猝灭的现象，通过竞争性免疫反应对靶标真菌毒素进行灵敏检测，其检测限为传统比色法的 1/4。Hou 等（2020）进一步开发了一种基于量子点纳米珠的荧光免疫层析试纸条，用于同时定量检测粮食中的伏马毒素 B1、DON 和 ZEN。此方法对三种毒素的检测限分别为 12.66 ng/mL、2.97 ng/mL 和 0.87 ng/mL，且与 LC-MS/MS 法的结果高度一致。

1.2.4 免疫传感器技术

抗原抗体反应不仅可通过 ELISA 等方法以颜色或荧光信号实现检测，还可通过电化学信号的变化用于真菌毒素的检测。Xie 等（2024）开发了一种比率型生物发光免疫传感器，用于检测辣椒中的 OTA。该传感器由分裂纳米荧光素酶标记的纳米抗体、模拟肽七聚体及校准荧光素组成，通过智能手机或微孔板读取器进行检测，检测限分别为 0.98 ng/mL 和 1.89 ng/mL。回收实验结果显示，该方法具有良好的选择性和准确性。

在上述常见的快速免疫检测技术中，ELISA 和免疫胶体金技术是应用最广泛的方法。ELISA 在真菌毒素的灵敏检测中发挥了重要作用，灵敏度可达 ng 甚至 pg 级，具有高准确性和良好的重复性，适合一次性筛选大量样品。然而，其检测过程涉及多种试剂和多步骤人工操作，易受干扰因素影响，可能导致假阳性结果。免疫胶体金技术操作简便、快速，且无需特殊仪器即可完成定性检测，同时具备满足检测要求的灵敏度。这些优点使其成为其他快速检测技术难以替代的选择。然而，该技术检测过程中易出现假阳性和假阴性问题，同时在定量检测时的重复性尚待进一步提高。

1.3 生物传感分析

1.3.1 生物传感方法简介

生物传感方法通过特定的生物识别过程产生信号，然后通过有效的方式传导和放大这些信号，或将其转化为另一种更易测量的信号，以实现待测物的定性或定量分析。从传感系统的角度而言，典型的生物传感方法包含以下要素：①待测物的引入；②待测物的识别；③检测信号的产生；④检测信号的传导；⑤检测信号的转换和放大；⑥检测信号的读出。整个生物传感方法的输入是待检测的物质，输出则是与待测物相对应的检测信号。在真菌毒素检测中，待测物可以是单一毒素，也可以是混合毒素；待测物的识别，即分子识别过程，主要基于抗原-抗体相互作用、适配体亲和作用、酶与底物的识别作用以及主体-客体间的识别作用；相应的检测信号可以是光信号、电信号、磁信号或温度等易于测量的信号。生物传感方法在灵敏度、特异性、响应时间、便携性等方面展现出独特优势，在真菌毒素现场快速检测中具有广阔的应用前景。

1.3.2　生物传感方法在真菌毒素检测中的应用

根据传感类型的不同，生物传感方法可分为光学传感、电化学传感、光热传感和多模态传感等。这些方法通过将生物识别事件转换为与待测物浓度值成比例的可测量信号，实现对真菌毒素的检测。

1. 光学生物传感方法在真菌毒素检测中的应用

比色生物传感方法能够通过肉眼直接读取结果，分析速度快、操作简便，在真菌毒素传感分析领域备受关注。其中，金纳米颗粒（AuNPs）因其独特的光学特性、优异的稳定性和灵敏度以及易于功能化等特点在比色传感分析中常被作为信号探针。例如，Zhang 等（2021b）基于未修饰的 AuNPs 和适配体建立了一种比色传感方法，随着 T-2 毒素浓度增加，AuNPs 发生聚集，溶液颜色从红色变为蓝紫色，方法检出限为 57.8 pg/mL。Liu 等（2022）开发了一种基于普鲁士蓝纳米颗粒（Prussian blue nanoparticles，PBNPs）的免疫层析方法，结合智能手机实现了谷物中 ZEN 的检测。PBNPs 对生物分子具有较高的亲和力和抗干扰能力，采用 PBNPs 作为信号探针，该方法对 ZEN 的检出限为 10 ng/mL。比色生物传感方法对使用者友好，适合现场检测，而且随着新型比色信号探针的开发和信号放大策略的提出，比色生物传感方法在复杂食品基质中的灵敏度和稳定性均得到了提高。

基于荧光的生物传感方法已从传统的荧光蛋白和荧光染料发展至荧光纳米材

料，在真菌毒素的高灵敏和多重检测方面展现了显著优势。天然蛋白质能自发荧光，污染少且价格便宜，可直接作为荧光探针用于真菌毒素检测。例如，Li 等（2021）采用藻蓝蛋白和 AFB1 抗体标记乳胶纳米球，建立了一种定量检测食品中 AFB1 的免疫层析方法，检出限达到 0.16 ng/mL。制备上述荧光探针耗时长且反应条件严苛，Zuo 等（2023）将 AFB1 纳米抗体与增强型绿色荧光蛋白融合，制备了荧光纳米体作为检测探针，建立了一种无标记荧光生物传感方法，实现了玉米中 AFB1 的检测，检出限达到 2.4 pg/mL，为真菌毒素检测提供了一种无需标记的荧光传感分析新策略。除了荧光蛋白外，量子点、碳点、长效荧光粉等材料在真菌毒素检测中的应用也较为广泛。量子点具有良好的生物相容性、高荧光量子产率和高稳定性等优点；此外，量子点的发射光谱可调，是进行多靶标分析的良好选择。例如，Huang 等（2024）合成了具有壳核结构的多色荧光磁性量子点材料作为信号标签，实现了 4 种真菌毒素的同时检测。

大多数真菌毒素在紫外光照射下都会产生明显的自发荧光，例如 AFB1 和 AFB2 在 425 nm 紫外光照射下会产生蓝色荧光。这种自发荧光降低了信噪比，会干扰信号读出结果。上转换纳米材料具有近红外激发特性，展现出斯托克斯位移大、发射峰窄等优势，将其作为荧光标签在真菌毒素检测领域具有重要应用价值。例如，Qin 等（2024）制备了油酸包被的上转换纳米颗粒，经适配体-G-四链体-核酸酶修饰后，在固相表面建立了竞争性荧光传感方法，对展青霉素（patulin，PAT）的检出限达到 5.3 pg/mL。上述荧光生物传感方法主要依赖外部连续光源激发荧光探针以获取荧光信号，但自发荧光和散射光常常干扰检测。持续发光纳米颗粒由于无须原位激发，已被应用于真菌毒素的检测。例如，Jiang 等（2021）开发了一种基于适配体修饰的持续发光纳米颗粒与互补 DNA 修饰的 Fe_3O_4 纳米颗粒杂交的生物传感方法，实现了 AFB1 和 ZEN 的同时检测，方法回收率高，在实际应用中效果佳。上述荧光纳米材料展现了较好的检测性能。然而，由于 π-π 堆积和非辐射效应，将过量的荧光纳米材料限制在限定的区域时，会因聚集而产生荧光猝灭。为了解决这一难题，Chen 等（2023）开发了一种聚集诱导发光纳米颗粒，通过免疫层析技术实现了 OTA 的快速检测，检出限为 42 pg/mL。随着纳米技术的发展，荧光生物传感方法已经解决了稳定性差、背景干扰强和光漂白等问题，使得方法灵敏度更高、检测时间更短。同时，纳米材料的合成更加便捷和安全，有助于降低制造成本，促进其在真菌毒素检测中的广泛应用。尽管荧光纳米材料在紫外光下具有较高的灵敏度，但可能会受到环境光和样品自发荧光的干扰，仍亟需开发近红外区的荧光纳米材料以实现更高的信噪比。

化学发光（chemiluminescence，CL）生物传感采用生物元件识别目标物，通过记录化学探针的信号检测目标物，且不需要外部光源。由于背景干扰小、灵敏度高、线性范围宽且成本低，CL 方法已广泛应用于食品分析。例如，Wang 等（2019）引入了一种三螺旋适配体探针作为催化剂，当 OTA 存在时，适配体序列与靶标结合并释放信号探针，从而在血红素钾离子的参与下形成 G-四链体，能够催化鲁米诺产生 CL 信号。随着 OTA 浓度增加，CL 光谱响应增强，该方法对 OTA 的检出限为 0.07 ng/mL。为了进一步提高 CL 方法在真菌毒素检测中的灵敏度，Wang 等（2023c）通过多巴胺的自聚集效应在移液吸头内壁进行滚环扩增，使辣根过氧化物酶富集在内壁，当 AFB1 与适配体结合后，CRISPR/Cas12a 系统在激活链的作用下可以将吸头内壁的酶释放，从而产生 CL 信号。该方法实现了小麦中 AFB1 的快速简便检测，检出限达到 5.2 pg/mL。除了上述优点外，CL 生物传感方法在检测过程中需特别关注生物酶的活性，避免酶失活影响检测灵敏度和准确性。目前，基于纳米酶的 CL 生物传感方法也逐渐成为真菌毒素检测领域的新兴热点。

电化学发光（electrochemiluminescence，ECL）是一种通过电化学反应产生电子激发态的发光过程。由于其亮度高、背景干扰小、操作简便且成本低，ECL 生物传感方法在食品安全检测中得到了广泛应用。例如，Wang 等（2023a）基于介孔二氧化硅膜建立了 ECL 适配体传感方法用于小麦中 DON 的检测，该膜能够消除大分子物质的影响，为三（2,2′-联吡啶）钌（Ⅱ）信号探针和导电底物提供了无干扰接触环境，提高了方法稳定性，而且方法检出限达到 5.27×10^{-5} μg/kg。然而，当检测依赖于单一信号时，容易导致出现假阳性或假阴性结果。因此，研究人员投入了大量精力设计开发新型 ECL 生物传感方法。Zheng 等（2019）利用双 ECL 信号分子鲁米诺和三（4,4′-二羧酸-2,2′-联吡啶）二氯化钌建立了一种比率型 ECL 生物传感方法用于 DON 的检测，检出限为 16.7 pg/mL，检测范围为 0.05 pg/mL 至 5 ng/mL。虽然鲁米诺和钌及其衍生物或配合物具有良好的电导性和化学发光特性，但它们抗干扰能力较差，易受电压、pH 和温度的影响。随着纳米技术的发展，新型纳米材料被开发用于 ECL 生物传感。例如，Jia 等（2022）建立了一种基于 CdSe@CdS 的 ECL 适配体传感方法，该方法采用量子点、壳聚糖和适配体作为探针，通过 $K_2S_2O_8$ 和量子点还原产生 ECL 信号，对 OTA 的线性范围为 1～100 ng/mL，检出限为 0.89 ng/mL。近年来，ECL 生物传感方法取得了迅速的发展。研究人员主要从光输出系统、电极、纳米材料、反应温度等方面进行改进，获得了较好的准确度和灵敏度。此外，ECL 生物传感方法具有通过微流控系统实现自动化检测的潜力，不需要光源激发，可避免光背景干扰。

表面等离子体共振（surface plasmon resonance，SPR）生物传感基于光在金属表面激发的表面等离子体波与生物分子相互作用引起的共振条件变化，从而检测生物分子在传感器表面的结合情况。通过测量光反射强度随入射角变化的关系，SPR 能够实时监测生物分子的结合动力学和浓度。SPR 通常用于表征适配体亲和力和各种稳定常数，也可用于检测以竞争性抑制或夹心形式存在的真菌毒素。例如，Wei 等（2019）开发了一种基于自组装单层的 SPR 传感方法，用于 AFB1、OTA、ZEN 和 DON 的检测。在该方法中，完全抗原被固定在传感芯片表面，游离的真菌毒素与完全抗原竞争抗体。对于上述 4 种真菌毒素，该方法的检出限分别为 0.59 ng/mL、1.27 ng/mL、7.07 ng/mL 和 3.26 ng/mL。具有高催化活性和良好生物相容性的金属纳米颗粒常用于修饰传感芯片以增强 SPR 信号。与其他纳米材料相比，AuNPs 因其制备简单且易与生物材料结合而备受关注，被用于标记和作为生物传感基底。由于 AuNPs 的特殊光学性质可以产生 SPR 信号，Lerdsri 等（2020）利用阳离子苝探针（cationic perylene probe，CPP）和 AuNPs 的局部 SPR（local surface plasmon resonance，LSPR）现象，建立了一种无标记 SPR 传感方法。当 AFB1 不存在时，游离的特异性适配体与 CPP 形成复合结构；当 AFB1 存在时，它与适配体结合，游离的 CPP 导致 AuNPs 聚集，SPR 信号发生变化。SPR 和 LSPR 都是通过表面等离子体实现的传感技术，但是 LSPR 在生物传感中更具优势。首先，由于局部颗粒消光场的尺寸较小，LSPR 具有边际体积效应。其次，LSPR 可以用简单的仪器测定，不需要自适应光学或热控制。最后，SPR 会检测到实际未结合在传感界面的生物分子，从而导致体积效应或假阳性读数，而 LSPR 只会检测到被颗粒捕获并结合在表面的分子。LSPR 适用于不同类型的增强检测，并具有极高的灵敏度和检测精度，在真菌毒素检测中具有较好的应用潜力。

表面增强拉曼光谱术（surface-enhanced Raman spectroscopy，SERS）基于 LSPR

在金属表面产生的强电磁场进行检测，具有灵敏度高、速度快、操作简便等优点，被视为食品安全领域的一项重要技术。目前 SERS 检测技术一般分为无标记检测和标记检测。无标记 SERS 检测方法可直接获得目标物的光谱信息，无需使用任何染料或标签。Guo 等（2019）利用与 SERS 耦合的多元算法定量评估了玉米中的 ZEN，采用最小偏二乘法优化算法建立回归模型，在预测集中实现了 87.91 μg/kg 的预测均方根误差。标记 SERS 检测是一种间接检测技术，用于检测和表征小分子。通常，高拉曼活性的有机分子（如拉曼染料）会与金属表面接触，而不是目标分析物。例如，Wang 等（2020）使用 5,5-二硫代双-2-硝基苯甲酸和 AFM1 单克隆抗体与 Au@AgNP 结合作为 SERS 探针，通过读取拉曼信号进行量化。结合侧流分析技术，该传感策略对 AFM1 的检出限为 1.7 pg/mL。高质量的 SERS 活性基底应具有大面积的高密度热点、良好的均匀性、突出的信号重现性和较高的增强因子。因此，柔性材料在 SERS 生物传感中备受关注。在基于 SERS 的真菌毒素检测中，以下两点会对检测结果产生影响：①SERS 效应的起源与基底的光学特性密切相关，SERS 基底常用的金属是金或银，它们具有纳米级粗糙表面，样品吸附在其上，胶体悬浮，拉曼信号的增强取决于纳米结构的形状和尺寸。②拉曼光谱仪的性能对拉曼信号的增强有重要影响，激发波长、信号收集和检测的光学数值孔径都是关键因素。SERS 的主要限制是目标分子的吸附不受控制，难以重现光谱信息。

2. 电化学生物传感方法在真菌毒素检测中的应用

电化学生物传感是一种快速可靠的检测方法，通过识别元件与抗原相互作用引起的电流、电位、阻抗和电导信号的变化，量化真菌毒素。在生物传感领域，丝网印刷或喷墨打印技术有助于开发低成本的一次性传感器。与传统的电子设备制造相比，喷墨打印是一种生产电极的替代技术，可以在基板上进行非接触式打印。喷墨打印可以使用半导体和绝缘材料打印图形，以建立电化学传感方法。例如，Kudr 等（2020）开发了一种喷墨打印的电化学还原氧化石墨烯微电极，用于 HT-2 毒素的检测。通过与 1-萘基磷酸盐底物孵育，该方法的检出限为 1.6 ng/mL，线性范围为 6.3～100 ng/mL。由于食品在供应链中易受到多种真菌毒素污染，因此需要多重检测方法。Han 等（2020）建立了一种基于共还原二硫化钼和 AuNPs

的双靶标电化学适配体传感方法，该方法采用硫堇和 6-（二茂铁基）己硫醇对电极进行修饰，与 ZEN 和伏马菌素（fumonisin，FB）溶液孵育后，使用伏安法对真菌毒素浓度进行检测，对 ZEN 和 FB 的线性范围分别为 0.001～10 ng/mL 和 0.001～100 ng/mL。目前，真菌毒素电化学生物传感方法的研究主要集中在昂贵金属电极替代材料的研究和开发上，例如碳基电极中的石墨、石墨烯和碳纳米棒。电化学生物传感方法易于集成化，具有从实验室向现场应用发展的潜力。

3. 光热生物传感方法在真菌毒素检测中的应用

光热纳米材料是一种新型材料，能够在特定激光照射下吸收光能并将其转化为热能。凭借优异的光热转换效率，光热纳米材料近年来被广泛应用于食品安全检测。然而，将光热纳米材料应用于光热生物传感器检测真菌毒素的研究较少，现有的研究主要采用贵金属、金属化合物和碳基光热纳米材料合成光热探针。例如，Hu 等（2019）建立了一种光热侧流免疫分析方法，利用金纳米笼检测 ZEN，具有良好的稳定性、回收率和准确度。由于贵金属材料成本高，金属复合光热纳米材料因其较高的光热转换效率和较低的成本而受到广泛关注。Li 等（2019）将 $Cu_{2-x}Se$ 材料与脂质体结合并组装 AFB1 适配体，建立了光热免疫生物传感器用于食品中 AFB1 的检测。该方法通过将 AFB1 抗体固定在反应微孔中，在近红外光照射下，$Cu_{2-x}Se$ 发生光热转换并释放热量，检出限为 0.19 ng/mL。然而，反应体系中的热损失和热信号采集误差较大，影响检测结果的灵敏度和准确性。将光热材料应用于试纸条具有多个优点，例如，用红外相机捕捉 T 线热信号比传统反应体系更有优势，这些改进使得热信号的读数误差更小，能够检测到更细微的温度变化，最终使检测方法的准确性和灵敏度明显提高。Wang 等（2023b）将 $Cu_{2-x}Se$ 光热材料与 AFB1 抗体偶联，建立了基于光热免疫探针的侧流免疫分析方法，用于谷物中 AFB1 的检测，检出限为 8.42 pg/mL。碳基光热纳米材料作为非金属材料，与金属光热纳米材料相比，更容易形成二维或三维结构，从而获得更大的比表面积，并结合更多的识别分子。Chen 等（2020）利用肽编码的螺旋碳纳米管构建了生物条形码光热探针，该探针可特异性地识别 ZEN 抗体，并与 ZEN 在反应体系中竞争，通过便携式温度计收集光热信号，对谷物中 ZEN 的检出限为 1.06×10^{-7} ng/mL。

4. 多模态生物传感方法在真菌毒素检测中的应用

单模态生物传感方法的检测若受样品基质的影响，可能出现假阳性或假阴性，且对于不同检测对象，需要更宽的线性范围。多模态生物传感方法可以产生多种信号，扩大检测的线性范围，而且这些信号可以互相验证，提高检测结果的准确性。多模态生物传感方法主要包括比色、荧光、电化学、SERS 和光热等信号要素。荧光-比色双模态生物传感方法既具有直观的比色信号，又具备高灵敏的荧光信号。Bu 等（2021）以金黄色葡萄球菌生物合成量子点结合 Ru（bpy）$_3^{2+}$作为标记物，建立了荧光-比色双模态免疫传感方法用于 ZEN 检测，其比色模式的检出限为 8 pg/mL，荧光模式的检出限为 5.8 pg/mL。Qian 等（2020）采用适配体修饰的 Fe_3O_4@Au 磁珠（magnetic beads，MBs）作为捕获探针，并使用 cDNA 修饰的 AuNP 作为信号探针。AFB1 与 MBs-适配体具有更高的亲和力，因此可与 MBs-适配体竞争结合，从而释放 cDNA-AuNP。通过外加磁场分离收集释放的信号探针作为比色和电化学检测信号，比色和电化学方法的检出限分别为 35 pg/mL 和 43 pg/mL。

Zhang 等（2021c）研发了一种用于 OTA 检测的电化学/可视化双读出适配体传感方法，并设计了一种新型纸基分析装置，利用蜡印刷和丝网印刷技术进行样品流动、电极修饰、清洗和信号输出。该传感器利用 AuNP 负载的 MnO_2 纳米花修饰电极捕获适配体。随着 OTA 的加入，在传感界面上形成夹心复合物，催化 H_2O_2 产生电化学信号。同时，TMB 被氧化产生大量的有色产物。该比色/电化学双模式生物传感方法的线性范围分别为 0～200 ng/mL 和 0.0001～200 ng/mL。近年来，多模态生物传感方法越来越多地应用于真菌毒素的检测，以满足生物传感方法兼顾准确性和稳定性的要求，这可能是未来真菌毒素现场检测的有效策略。

1.4 液相色谱-串联质谱定量分析

1.4.1 质谱的功能和技术原理

质谱是一种通过研究单个分析物质荷比（*m*/*z*）来实现结构解析和定量分析的技术。根据质谱的结合方式，质谱可分为单质谱和串联质谱两大类。其中，串联质谱整合了单质谱的功能，通过对分析物在不同时间段的质荷比进行测量，实现精准的定性和结构解析。串联质谱的基本原理是将待测物质在离子源中转化为带电分子或离子，这些离子在质量分析器中受到电场和磁场的作用，根据其质荷比差异运动到检测器。检测器将离子信号转换为电子信号并记录，离子强度与电子信号的强弱呈正相关。液相色谱-串联质谱联用仪组成示意图如图 1.1 所示。

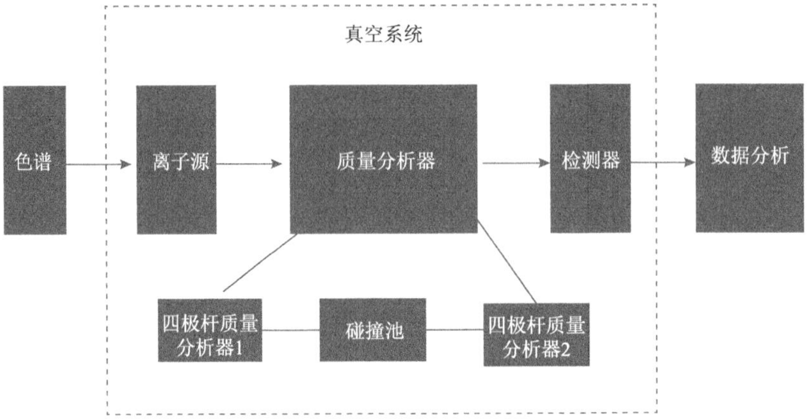

图 1.1　液相色谱-串联质谱联用仪组成示意图

1.4.2　电离技术

电离技术是液相色谱与质谱联用的关键环节，也是分析食品及其制品中真菌毒素的重要技术。食品基质中的毒素分子在质谱仪的离子源中被离子化，生成的离子经质量分析器分离后，由检测器记录信号。当前常用的电离技术包括电子轰击（electron impact，EI）、电感耦合等离子体（inductively coupled plasma，ICP）、电喷雾电离（electrospray ionization，ESI）、大气压化学电离（atmospheric pressure chemical ionization，API）、大气压光电离（atmospheric-pressure photoionization，APPI）、化学电离（chemical ionization，CI）和基质辅助激光解吸电离（matrix-assisted laser desorption ionization，MALDI）。上述技术均可用于食品中真菌毒素的检测，最常用的是 ESI 和 EI。

1.4.3　质量分析器

在离子源中，化合物通过高压或高温形成带电离子，这些离子在电场和磁场的作用下进入质量分析器。质量分析器根据离子的 *m/z* 对其进行分离，目前常用的质量分析器包括扇形磁场分析器、傅里叶变换离子回旋共振分析器、四极杆分析器、轨道阱离子分析器、飞行时间分析器和离子阱分析器。在食品及其制品中真菌毒素的定量分析中，四极杆质量分析器的应用最为广泛。表 1.1 对常见的四种分析器进行了详细介绍。

表 1.1　不同质量分析器性能参数

参数	四极杆分析器	飞行时间分析器	离子阱分析器	obitrap 离子分析器
质量分辨率	单位质量数（0.2～0.7 unit）	10^4	单位质量数（0.2～0.7 unit）	10^5
质量准确度	*m/z*=1000 为 0.01%	0.0002%～0.0005%	*m/z*=1000 为 0.01%	<0.01% amu
m/z 范围	5～4000	10～40000	5～2000	5～2000
线性动态范围	10^5	10^4	10^2～10^5	10^6
扫描速度	约 10^{-1}s	10^{-3}s	约 10^{-1}s	10^{-4} s
离子碎裂方式	碰撞诱导解离	碰撞诱导解离	碰撞诱导解离	高能诱导解离/碰撞诱导解离/脉冲诱导解离

四极杆质量分析器由四根平行的双曲截面圆柱杆构成，这些圆柱杆由黄金或镀金材料制成，通过施加交流电和直流电生成动态电场。动态电场控制离子的运动轨迹，其轨迹遵循马修方程，并与离子的 *m/z* 正相关。因此，通过调整动态电压，四极杆可以实现对离子的精准筛选。串联质谱（MS/MS）是分析食品中真菌毒素的常用技术。三重四极杆质谱仪由三个串联的四极杆组成：第一个四极杆（Q1）用作质量过滤器，用于选择特定母离子；第二个四极杆（q）作为碰撞池，使母离子与惰性气体（如氦气、氮气或氩气）碰撞后裂解为碎片离子；第三个四极杆（Q2）用作质量筛选器，用于分离和传输碎片离子到检测器。串联质谱可通过多种扫描模式进行检测，包括母离子扫描、产物离子扫描、离子中性丢失扫描和选择性离子扫描。在选择反应监测（select reaction monitoring，SRM）模式下，Q1 对母离子（m_x）进行选择，q 作为碰撞池使母离子裂解为产物离子（p_x），而 Q2 检测产物离子信号。通过检测特定的母子离子对（m_x，p_x），实现目标化合物

的高特异性和高灵敏度检测。当 Q1 和 Q2 设置多个母子离子对时，可同时检测多种化合物，这种模式称为多重反应监测（multiple reaction monitoring，MRM）。MRM 技术是串联质谱的独特优势之一，因其具备强特异性和高灵敏度，已被广泛应用于食品及其制品中真菌毒素的定性和定量分析。与液相色谱结合使用，SRM/MRM 技术能够有效消除基质干扰，是食品安全领域的重要检测工具。

1.4.4 液相色谱-串联质谱在真菌毒素检测中的应用

真菌毒素是霉菌感染农作物及其制品后产生的次级代谢产物，已被世界卫生组织列为食品十大污染物之一，因其对动物和人类具有致癌、致突变等毒性，备受关注。主要产生真菌毒素的霉菌包括镰刀菌（*Fusarium*）、曲霉菌（*Aspergillus*）、青霉菌（*Penicillium*）和链格孢菌（*Alternaria*）等。迄今为止，已报道的真菌毒素超过 400 种，其中国内依据检测标准重点监测的有 DON、15-乙酰基脱氧雪腐镰刀菌烯醇（15-ADON）、3-乙酰基脱氧雪腐镰刀菌烯醇（3-ADON）、AFs、FBs、ZEN、OTs 及 PAT 等。

食品及其制品因种类繁多且基质复杂（如米、面、油、肉、蛋、奶及其深加工制品），容易受到多种真菌毒素的污染。从谷物到茶叶、蜂蜜、肉类、奶制品等食品，基质成分差异大，提取和净化真菌毒素存在显著难度，尚缺乏统一的标准化方法。同时，食品中真菌毒素多以痕量存在，多毒素同时检测对灵敏度提出了更高要求。

液相色谱-串联质谱（LC-MS/MS）中的 SRM 和 MRM 模式已成为真菌毒素分析的重要手段。其核心原理是通过质量分析器 Q1 选择母离子（m_x），在碰撞池内使其碎裂形成子离子（p_x），再由 Q2 检测子离子，以（m_x，p_x）母子离子对实现高特异性检测。当 Q1 和 Q2 设置多个母子离子对时，可同时检测多种目标化合物，这一特性使其适合复杂食品基质中多种真菌毒素的定量分析。近年来，SRM/MRM 技术得到了广泛应用。例如，González-Jartín 等（2021）实现了牛奶中 40 种真菌毒素的定量检测，Lu 等（2022）针对复杂基质开发了 31 种真菌毒素检测方案。此外，随着质谱技术灵敏度和分辨率的提升，研究范围不断扩展至茶叶、蜂蜜、海产品等食品基质，Sadok 等（2023）已开发出橄榄油中 10 种真菌毒素的检测方法。

随着离子源和质量分析器技术的不断革新，LC-MS/MS 技术正朝着高通量、多组分快速检测方向发展。未来研究的重点包括优化样品制备流程、开发无损检测方法以及提升标准化提取方法的普适性。这将进一步提高多毒素同时检测的效率和灵敏度，为食品安全监测提供更强有力的技术支持。

1.5　气相色谱-质谱定量分析

随着科学技术的不断进步，分析化学领域对检测方法的灵敏度、选择性和准确性提出了更高要求。在这一背景下，气相色谱法（gas chromatography，GC）与质谱（mass spectrometry，MS）技术得到了迅速发展。GC 作为一种高效分离技术，能够将复杂样品混合物分离成单一组分；而 MS 则凭借其高灵敏度和精准的质量分析能力，成为识别和定量分析这些组分的有力工具。早在 20 世纪 70 年代初，GC 便首次被引入真菌毒素的检测领域。当真菌毒素在色谱柱工作温度下具有足够挥发性，或通过衍生化处理转化为挥发性化合物时，GC 便可用于其定量测定。这种技术在真菌毒素分析中发挥了重要作用。

本部分重点探讨 GC-MS 联用技术的基本原理、定量分析方法的关键步骤及其在真菌毒素检测中的应用，并展望该技术未来的发展方向。GC-MS 技术为真菌毒素分析及食品安全研究开辟了新思路，为解决粮食和食品中真菌毒素污染问题奠定了坚实基础。

1.5.1　GC 基本原理

GC 是一种基于化合物在气相与固定相之间分配系数差异实现分离的高效分析技术。其基本原理是将样品转化为气态后，通过载气（如氮气或氦气）引入色谱柱。色谱柱内填充有固定相材料，不同化合物与固定相之间的亲和力存在差异，导致其在柱内的迁移速度不同，从而实现分离。分离后的化合物依次通过检测器，记录其特定属性（如质量或光吸收），从而确定样品中各组分的种类和浓度。常见的色谱柱类型包括填充柱和毛细管柱（谢洪超，2024）。填充柱的内径为 2～4 mm，长度为 1～10 m，固定相由柱内填充的颗粒状吸附剂或涂敷在惰性固体颗粒上的固定液构成。填充柱具有柱容量大但柱效较低的特点，适合样品量较大的分析需求。相比之下，毛细管柱的内径为 0.2～0.5 mm，长度一般为 25～100 mm，其固定相涂敷或化学交联于毛细管内壁上，具有柱效高、分离速度快的优点，适用于复杂样品的分离。

1.5.2　GC-MS 联用技术原理

GC-MS 联用技术结合了 GC 的高效分离能力与 MS 的高灵敏度和高选择性分析能力，为复杂样品的定性和定量分析提供了强有力的工具。在该技术中，GC 与 MS 之间的接口起到关键作用，其主要任务是将 GC 流出的气态样品高效、稳定地引入质谱仪的离子源中，同时尽可能减少样品在传输过程中的损失和污染。常见的接口技术包括直接接口、膜接口和分子分离器接口等，这些技术的设计需兼顾样品传输效率与系统稳定性。

GC-MS 技术的数据采集与处理一般分为数据采集与数据处理两个阶段。在数据采集阶段，样品经 GC 分离后，依次进入质谱仪的离子源进行离子化、质量分离和检测。质谱检测器将离子信号转化为电信号，并由数据采集系统记录。该阶段确保了分析过程的连续性和信号的准确捕获。在数据处理阶段，采集到的原始信号首先经过基线校正和噪声过滤等预处理步骤，以去除背景干扰和提升信号质量。随后，进行峰识别与峰积分分析，提取样品中各组分的保留时间、峰面积等关键信息。通过将处理后的数据与标准谱库进行比对，或结合手动解析，最终实现样品的定性和定量分析（Vinaixa et al.，2016）。

1.5.3　GC-MS 定量分析技术

1. 定量分析方法的分类

GC-MS 定量分析方法主要包括外标法、内标法、标准加入法以及多标法，各方法在适用范围和操作特点上各有优势。外标法通过比较待测样品与标准物质的响应信号来进行定量。该方法原理简单，操作便捷，但要求标准物质与待测组分在色谱柱中的分离行为完全一致，并且进样量必须准确。此外，由于外标法需事先知道标准物质的浓度，无法应用于未知样品的定量分析。内标法是在待测样品中加入一种内标物质，并以内标物与待测组分的峰面积比值为基础进行定量分析。内标法能够有效抵消样品前处理、色谱分离以及检测器波动等环节可能引入的误差，从而提高定量准确性。然而，内标法对内标物的选择有严格要求，内标物需与待测组分在色谱柱中的保留行为相似，且其纯度须足够高，以避免干扰测定结果。标准加入法通过向待测样品中加入已知浓度的标准物质，测定加入前后待测组分的响应信号变化，进而计算出待测组分的含量。该方法适用于待测组分含量较低或无法直接准确称量的样品，但操作相对烦琐，且需要消耗较多的标准物质。多标法是一种同时测定多个组分含量的定量分析方法。通过选择多个内标物或标准物质，可实现多个组分的同时定量。多标法在提高分析效率方面具有显著优势，但要求色谱柱对各组分具有足够的分离能力，同时需确保各内标物或标准物质的响应信号之间互不干扰。

2. 定量分析的关键步骤

1）样品前处理

样品前处理是 GC-MS 定量分析中至关重要的环节，主要包括样品的提取、净化和衍生化。提取方法的选择应根据样品的性质和待测组分的特性，确保目标物质充分提取。净化过程旨在去除样品中的杂质和干扰物，提升分析的灵敏度和准确性。衍生化是通过化学反应将待测组分转化为易挥发、热稳定的化合物，以满足气相色谱分离和质谱检测的要求。

2）色谱条件优化

色谱条件的优化直接关系到分离效果和分析效率，涉及色谱柱选择、温度程序设置以及载气流速调节等方面。色谱柱选择应依据待测组分的物理化学性质及分离需求，确保良好的分辨率和峰形。温度程序设置需根据样品中组分的挥发性特征，优化分离效果并缩短分析时间。载气流速调节对色谱柱分离效率和检测器灵敏度有显著影响，需结合仪器规格和分析目标精确设定。

3）质谱条件优化

质谱条件优化包括离子源参数、质量分析器参数和检测器优化。离子源参数的优化可提升电离效率，确保离子化能量适配待测组分，从而生成高质量的质谱图。质量分析器参数的优化旨在提高分辨率和信噪比，确保对目标离子的精确筛选和分离。检测器优化通过增强灵敏度和准确性，进一步提升分析的可靠性。

4）数据处理与分析

数据处理与分析是 GC-MS 定量分析的最后一步，依赖专业软件对质谱数据进行深入解析。峰面积积分用于计算待测组分的含量，是定量分析的核心步骤。校准曲线的建立能够校正仪器误差，提高定量分析的精确性和可重复性。数据分析则通过解读样品的组分特性，为进一步的研究或应用提供科学依据。

1.5.4　GC-MS 技术在真菌毒素检测中的应用

GC-MS 技术在真菌毒素研究领域的应用日益广泛，各种改进与优化方法显著提升了检测的灵敏度、准确性和适用性，取得了诸多研究成果。Mateo 等（2001）针对谷物中 DON 及其乙酰化产物，优化了检测方法，使用乙腈–水（84：16，体积比）作为萃取溶剂，结合 MycoSep225 色谱柱和七氟丁酸酐进行净化与衍生化处理，结果显示该方法在检测镰刀菌毒素时具有较高的准确性和效率。Tanaka 等（2000）开发了一种用于检测谷物中 7 种单端孢霉烯族毒素的 GC-MS 方法。该方法采用三甲基硅烷化衍生化处理，检测限可达 10 μg/kg，显著提升了灵敏度。

在多毒素检测方面，Rodríguez-Carrasco 等（2012）通过改良的 QuEChERS 方法联合 GC-MS/MS，首次实现了对小麦粗粉中 10 种毒素的检测，包括 PAT、ZEN、DON 和 T-2 毒素，其定量限均低于 10 μg/kg，展现了较强的多毒素检测能力。随后，Rodríguez-Carrasco 等（2014）利用 GC-MS/MS 对谷物粉碎样品中的单端孢霉毒素、棒曲霉素和 ZEN 进行了检测，方法表现出较高的回收率和良好的精密度，进一步突出了该技术在多毒素检测中的优势。

针对 GC-MS 检测中常见的基质干扰和信号抑制问题，McMaster 等（2019）提出了使用稳定同位素标记（d_1-DON）作为内标的稳定同位素稀释法（SIDA）。该方法显著降低了基质效应，提高了高粱样品中 DON 的检测准确性。相比于 Mateo 等（2001）和 Rodríguez-Carrasco 等（2014）通过色谱柱净化与优化萃取条件来减轻基质效应的方式，SIDA 方法提供了更为直接有效的解决方案，在复杂基质毒素检测中展现出卓越的抗干扰能力。

此外，Soleas 等（2001）利用 GC 对葡萄酒和啤酒中的 OTA 进行了质量选择性检测，检测限和定量限分别达到 0.1 μg/L 和 2 μg/L。尽管 GC 在常规定量分析中的适用性有限，但其作为低浓度样品检测的确证工具显示出独特潜力。另外，Olsson 等（2002）探讨了电子鼻技术结合 GC-MS 用于检测真菌挥发性代谢物的可能性，旨在以 OTA 和 DON 的挥发性代谢物为标志物评估谷物质量。该方法具有一定创新性，为通过间接标志物评估样品质量提供了新思路。

综上所述，GC-MS 技术及其改进方法以其高灵敏度、抗干扰能力及多毒素检测的适用性，为真菌毒素的高效、准确检测提供了强有力的技术支撑。未来该技术有望进一步扩展其在真菌毒素检测及食品安全研究中的应用深度和广度。

1.5.5　GC-MS 定量分析技术的优势与局限性

作为分析化学领域的核心技术之一，GC-MS 定量分析在真菌毒素检测中发挥了重要且不可替代的作用。真菌毒素是由特定真菌产生的次级代谢产物，具有显著毒性，包括致癌、致突变和免疫抑制作用，对人类和动物健康构成严重威胁。因此，开发高效、准确的检测方法以保障食品安全显得尤为重要。

经过数十年的发展与优化，GC-MS 技术已建立了完善的方法论体系，能够提供精确、可靠的定量分析结果，在挥发性或半挥发性真菌毒素检测中表现尤为突出。GC-MS 联用技术集 GC 的高效分离能力与 MS 的高灵敏度和高选择性于一体，可在复杂基质中实现待测化合物的精确分离与检测。以饲料中 ZEN 及其五种衍生物的检测为例，GC-MS 凭借优异的分辨率能够有效排除基质干扰物的影响，从而保证检测结果的准确性（Luo et al.，2022）。

尽管 GC-MS 技术在真菌毒素检测中具有显著优势，但也存在一些局限性。样品前处理复杂且耗时，尤其对极性较强、分子量大的真菌毒素而言，常需衍生化处理以提高挥发性。例如，FB 需进行酯化衍生化以便 GC 分离。衍生化增加了操作复杂性和检测时间，并可能引入额外误差，影响分析精确度。此外，高温条件下 FB 可能分解为副产物，干扰定量结果。相比之下，LC-MS/MS 可在低温下操作，无须衍生化处理，适合某些难处理的真菌毒素检测（Ren et al.，2011）。

GC-MS 技术在真菌毒素的定量分析中具备高灵敏度和高选择性的优势，尤其适用于某些经过衍生化处理后的挥发性真菌毒素。然而，其在样品前处理复杂性、高温下化合物的热稳定性、设备操作及维护成本等方面存在一定的局限。因此，研究人员在选择 GC-MS 进行真菌毒素检测时，应根据目标毒素的理化特性以及实验室条件，综合考虑其优缺点，以选择最合适的分析方法。

1.5.6 GC-MS 技术在真菌毒素检测中的应用前景

GC-MS 技术在粮食真菌毒素检测中展现了广阔的应用前景，其结合了高分离能力和高灵敏度，能够实现真菌毒素的超痕量检测，同时具备多组分同时检测的优势，提高了检测效率和准确性。通过衍生化等前处理方法，GC-MS 不仅适用于挥发性毒素的检测，还可扩展至非挥发性毒素的检测，适应不同粮食品种和加工食品的需求。未来，随着便携化设备的研发、智能化数据分析的应用以及绿色分析方法的推广，GC-MS 技术将进一步提升快速检测能力和环境友好性。然而，面对复杂基质干扰和仪器成本较高的问题，需要通过优化前处理技术和开发经济高效的方案来克服这些挑战，为粮食安全提供更加可靠的技术支持。

1.6 基质辅助激光解吸电离-飞行时间质谱成像分析

本部分主要讨论基质辅助激光解吸电离-飞行时间质谱成像（matrix-assisted laser desorption/ionization time of flight mass spectrometry imaging，MALDI-TOF-MSI）的背景、各类应用、优势与局限性，并展望其在未来可能的应用领域。该技术为真菌毒素和食品安全研究带来新的思路和方向，为解决粮食食品安全中的真菌毒素污染问题提供重要的技术手段。

1.6.1 MALDI-TOF-MSI 概述

1. MALDI-TOF-MSI 定义

MALDI-TOF-MSI 是一种基于特定基质吸收激光能量的技术，扫描生物样品切片后，通过基质将能量传递给目标生物分子，使其电离，并测量其飞行时间质谱，形成原位质谱图像。该技术主要由激光解吸电离离子源和飞行时间质量分析器两部分构成。

在早期，MALDI 与 ESI 技术均获得了诺贝尔奖委员会的关注。2002 年，日本岛津公司的田中耕一因在激光解吸电离（laser desorption ionization，LDI）领域的突破性贡献，与开发 ESI 技术的先驱 John Fenn 共同荣获诺贝尔化学奖，表彰他们开发了用于生物大分子质谱分析的创新软电离方法。

MALDI 技术的核心在于利用激光激发样品与基质混合形成的共结晶薄膜。基质作为能量传递的媒介，从激光中吸收能量并传递给生物分子，促使其在电离过程中发生质子交换，实现温和电离。这种电离方式能够保持生物分子的完整性，特别适用于复杂混合物和生物大分子的分析。飞行时间质谱技术则依赖于离子在电场中获得加速后，通过飞行管道到达检测器。离子的 *m/z* 与其飞行时间直接相关，不同 *m/z* 的离子在飞行时间上存在差异。通过测量这种飞行时间的差异，可以精确计算出离子的质量信息。MSI 技术是指通过质谱成像分析软件，在样本表面的每个像素点获取质谱数据，搜寻任意选定的目标质荷比离子的质谱峰，结合信号强度和离子在样本表面的位置（原位），绘制出目标分子或离子在样本表面的二维分布图。

MALDI-TOF-MSI 作为一种将 MALDI-TOF 空间代谢组学技术与 MSI 技术结合的分析手段，凭借其高灵敏度、高准确度及卓越的分辨率，已成为生命科学等多个领域的重要工具。它能够获取样本中具有空间分布特征及时空动态变化的综合分子信息，在各类研究领域的重要性日益凸显。

2. MALDI-TOF-MSI 在不同领域的应用

MALDI-TOF-MSI 广泛应用于多个领域，如医学诊断、微生物鉴定（包括菌株分型和食源性病原菌检测）等。质谱是一种常见的分析技术，通过将化合物电离为带电分子，测量其质荷比来获得分析结果。早在 19 世纪，质谱技术首次被发明时，其应用主要局限于化学领域。然而，随着 ESI 技术的问世，质谱逐渐拓展至生物大分子分析的广泛领域。相较于 ESI 技术，MALDI 技术在适用性和操作简便性方面具有显著优势。ESI-MS 在分析前通常需要借助色谱法进行样品分离，而 MALDI-TOF-MSI 则无需这种预处理步骤，使其在复杂样品分析中更加高效便捷。特别地，MALDI-TOF-MSI 技术现已被广泛应用于组织切片上生物标志物的筛选和定位。该技术通过激光器（如 Smartbeam 激光器）在选定的组织区域获取质谱数据，揭示了蛋白质、多肽甚至代谢物在人体及动植物组织切片中的空间分布信息。每张组织切片的二维光学图像展示了蛋白质、多肽或药物分子的分布情况。借助 flexImaging 软件，用户可以选择任意目标质量值，并通过特定颜色对组织图像进行质量特异性的染色和标注。

1.6.2 MALDI-TOF-MSI 的优势与挑战

1. MALDI-TOF-MSI 相比传统分析方法的优势

MALDI-TOF-MSI 技术的核心优势在于其能够实现标志物的“再现性”，即能够原位呈现目标物质的空间分布，同时兼具质谱技术的高通量、高灵敏度和高分辨率特性。这对于生物学研究和生产实践的指导具有里程碑式的意义。

以真菌毒素研究为例，小麦感染禾谷镰刀菌后会引发赤霉病，导致 DON 污染。近年来，小麦赤霉病频繁暴发，发病面积逐年扩大，每年造成数百亿元的经济损失。如何有效去除小麦籽粒中的 DON，已成为小麦食品加工中的重要课题。

同时，近年来我国慢性病的发病率不断上升，且呈年轻化趋势。研究显示，许多慢性病与饮食密切相关，不合理的膳食会引发多种健康问题。随着公众健康意识的提高，健康饮食成为新趋势，低血糖生成指数食品、全谷物食品和植物基食品日益受到青睐，市场需求持续增长。

从带壳的稻谷和麦穗到加工后的大米和小麦，需要经历多个环节。传统的深加工过程导致粮食的损失和浪费十分严重。根据估算，以往我国粮食加工环节的损失每年高达约 75 亿千克。近年来，随着消费观念从“吃得好”转向“吃得健康”，粮食加工领域也通过科技创新和技术升级实现了节粮减损的目标。《中国居民膳食指南（2022）》中提出倡导全谷物摄入，减少摄入精加工食品，提倡适度加工，这不仅符合健康饮食的要求，也为粮食增产提供了有效的指导。

若对小麦籽粒切片应用 MALDI-TOF-MSI 技术，可以直观地查看每批次小麦中 DON 的分布情况（包括分布深度和污染量）。基于这些数据，可以为每一批小麦的加工工艺提供针对性建议（如工业石磨的研磨参数等），并在加工后对小麦籽粒进行质谱成像抽检。理想情况下，这项技术的应用将更加高效、安全，且更好地满足现代健康膳食的需求。

2. MALDI-TOF-MSI 面临的挑战和问题

MALDI-TOF-MSI 技术在应用过程中仍面临诸多问题与挑战。自 Caprioli 等研发出用于生物组织中多肽、蛋白质等分子成像分析的 MALDI-TOF-MSI 技术以来，该技术在生物大分子的 MSI 分析领域显示出独特的优势，极大地推动了 MSI 技术的发展。然而，由于采用有机小分子作为辅助基质，低质量端的被测物离子峰常受到基质离子峰的干扰，使得对代谢物等体内小分子的检测变得困难。此外，目前市场上的主流 MALDI-TOF-MSI 设备普遍存在真空操作不便、空间有限等问题，难以适用于大体积样本的分析。

由于 MALDI-TOF-MSI 依赖基质辅助电离目标物质，基质的喷涂情况对成像图谱的准确性至关重要。喷涂的均一性、喷涂量、流速、温度等参数都可能显著影响结果。因此，在不同的实验场景和实验目标下，保持基质喷涂条件的一致性是实验成功的关键。

在某些特定情况下，研究者希望在同一样品中呈现多种物质的空间分布。然而，单一基质往往具有局限性，即某种基质通常仅对特定类型的分子具有良好的效果。例如，在真菌毒素研究中，1,6-二苯基-1,3,5-己三烯作为基质，仅适用于电离 DON，但对于隐蔽型呕吐毒素 D3G，多重喷涂基质可能会削弱或干扰信号强度。

此外，样品制备也是 MALDI-TOF-MSI 技术的一大挑战。著名的 MALDI-TOF-MSI 仪器制造商德国布鲁克公司认为，样品制备的质量是当前 MALDI-TOF-MSI 应用的瓶颈。由于电离目标分子并获取其飞行时间质谱的需求，样品包埋剂不能选用免疫组化常见的 O.C.T.包埋剂，而需使用明胶或羧甲基纤维素钠溶液进行包埋，并通过调节溶液浓度来控制包埋剂对样品的支持力。为确保样品包埋形态可控，通常需要在样品浸入包埋剂后采用液氮速冻。动物样品（如动物器官）含水量适中，冷冻切片后易于附着在特定导电载玻片上，而一些植物组织样品（如小麦和水稻）由于含水量较低，在样品制备及基质喷涂过程中易出现脱片或翘角，从而影响成像图谱的准确性。为解决此类问题，可以尝试使用增强黏附性的包片剂（但需避免选择可能干扰成像信号的化学物质），如多聚赖氨酸包片剂，并缩短样品的真空干燥时间。实际实验操作中还存在其他局限性，如鲁棒性较低、再现性较差等问题，这些都在一定程度上限制了 MALDI-TOF-MSI 技术的广泛应用。

1.6.3 MALDI-TOF-MSI 在真菌毒素检测中的应用

MALDI-TOF-MSI 技术在真菌毒素研究领域已有诸多应用实例。例如，Laura

等（2021）利用 MALDI-TOF-MSI 技术揭示了玉米中 AFB1 和植物防御代谢物的空间分布规律，清晰可视化了 AFB1 在受侵染玉米根部表皮和皮层细胞中的分布，以及玉米叶片中相关防御代谢物的生成情况。随后，Laura 等（2022）进一步采用 MALDI-TOF-MSI 技术，揭示了小麦防御相关代谢物的空间分布特征。研究概述了小麦在受到禾谷镰刀菌侵染后，其籽粒中不同类型的防御代谢产物的空间分布特性，如羟基肉桂酸酰胺、氧脂、亚油酸及 α-亚油酸、半乳糖脂和甘油脂等。然而，该研究在尝试对 DON 进行 MALDI-TOF-MSI 分析时，未能检测到 DON 的特征峰，推测这可能是由于 DON 的低电离效率，其所用基质为 2,5-二羟基苯甲酸。

为了优化检测，可以利用目标物质的标准品来筛选合适的基质。以 DON 和常见的 MALDI 基质为例，将预混合的 DON 标准品和基质溶液点涂在金属靶板上，待溶剂挥发结晶后进行质谱分析。借助合适的基质，配合适当的激光能量，可以获得较佳的信号反馈。筛选出在低激光能量下即可产生高信号强度的基质后，可用其对组织样品切片进行 MALDI-TOF-MSI 试验。通过将未受侵染的小麦籽粒与被点接种禾谷镰刀菌孢子液的小麦籽粒进行成像比对，可得出相应的信号强度图（图 1.2）。目标产物信号的强度以颜色深浅表示，颜色越深红表示 DON 含量越高。

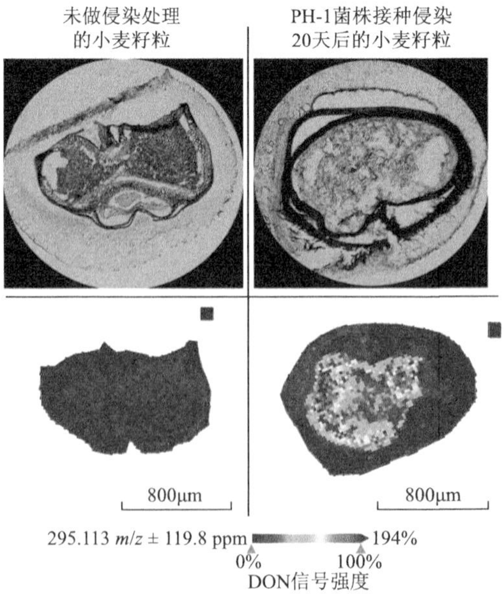

图 1.2　侵染前后小麦籽粒的可视化图谱

ppm 为 10^{-6}

为进一步确认所选物质是否为目标分子，可在增加激光强度的条件下进行二级质谱分析，将样品的二级质谱与目标分子的已知二级质谱进行比对，如果一致，即可确认该物质为 DON。以小麦籽粒中的 DON 为例，其样品的母离子和子离子在质荷比位置上的峰型分布与 DON 标准品相符，证明质谱成像图谱中的物质确为 DON（图 1.3）。对于质子化（正离子模式）和去质子化（负离子模式）哪种更适合目标分子的质谱成像，需要结合目标分子的理化特性在实验中进行验证。与 DON 相比，D3G 作为一种隐蔽型 DON，其结构中三碳位被葡萄糖基取代，因此其理化性质与 DON 有所不同，MALDI 方法下的电离效果也会有差异。此外，作为 DON 的代谢产物，D3G 在自然条件下植株中的含量通常低于 DON，这使得在 MALDI-TOF-MSI 系列实验中检出难度较大。

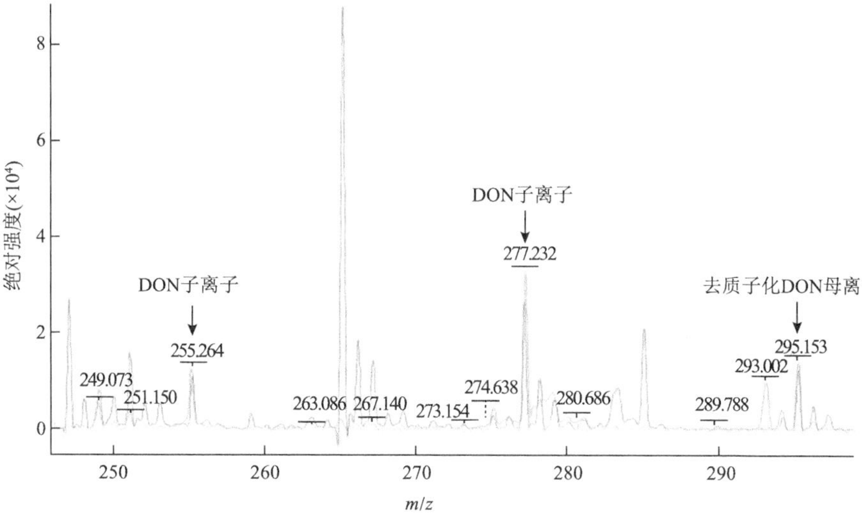

图 1.3　含 DON 的小麦籽粒样品中去质子化母离子的二级质谱

探明 DON 的空间分布及其功能意义至关重要。作为一种毒力因子，DON 在侵染植物组织的过程中的作用机理、其在小麦生长周期中的分布规律等，仍有待深入研究与探索。

1.6.4　MALDI-TOF-MSI 发展趋势和未来展望

未来，MALDI-TOF-MSI 技术有望被广泛应用于展示更多大分子物质和生物标志物的空间分布，以及用于高通量筛选药物，如利用其高通量评估底物中各类候选化合物对泛素化酶活性的影响（Virginia et al., 2020）。该技术因其高灵敏度、高吞吐量以及无损分析特性，显示其在解决复杂生物学问题上的巨大潜力。以逆向思维来看，MALDI-TOF-MSI 还可以用于筛选组织样品中不同区域的特异性大分子物质。例如，可以鉴定某种特定蛋白质是否只在组织外层特异性表达，从而揭示其空间分布规律。

在微生物鉴定领域，MALDI-TOF-MSI 技术也已取得显著成果。传统的微生物鉴定方法通常依赖于 16S rRNA 或 18S rRNA 测序，通过扩增特异性微生物序列后进行二维电泳分析。然而，与这些传统方法相比，MALDI-TOF-MSI 显然在效率上更具优势。

通过 MALDI-TOF-MSI 技术鉴定完整细胞或细胞提取物时，首先需裂解微生物样品以释放蛋白质。随后，将蛋白质与基质预混合，使其更易吸收激光能量。处理后的样品被送入 MALDI-TOF-MSI 仪器，通过上机操作使微生物蛋白质分子从基质中解吸并电离，经飞行时间质谱仪分析后生成质谱图像。微生物细胞内的基因组信息可翻译为超过 2000 种蛋白质。在短短几分钟内，即可获得样品的核糖体蛋白指纹图谱，该图谱以离子质荷比为横坐标、离子峰强度为纵坐标。通过将样品的指纹图谱与包含特定属、种、亚种菌株的肽质量印迹数据库进行比对，能够快速、准确地鉴定微生物分离株。MALDI-TOF-MSI 技术具有快速、准确、成本效益高以及样本需求量少的显著优势，已成为许多微生物实验室常规鉴定微生物的首选技术，并且有潜力在未来取代部分分子鉴定技术。

王知龙　刘　娜　徐　燕　唐沐海　杨喻惠　严　正　武爱波

参 考 文 献

崔东伟. 2021. 谷物及其制品中真菌毒素的检测技术研究. 沈阳：中国医科大学.

戴宇琪，褚兰玲，王云政，等. 2024. 检测黄曲霉毒素样品前处理的最新研究进展. 分析科学学报, (4): 467-474.

邓龙，周思，黄佳佳，等. 2023. 食品中农兽药残留检测样品前处理方法. 食品工业，44(2):

231-234.

傅小红. 2022. 食品农药残留检测中的样品前处理技术研究. 食品安全导刊, (29): 156-158.

韩祎陟, 郑书展, 罗荪琳, 等. 2024. 免疫磁珠净化/高效液相色谱检测植物油中黄曲霉毒素含量. 分析测试学报, 43(6): 921-927.

何丽. 2024. 新形势下食品农药残留检测中样品前处理技术研究. 食品安全导刊, (21): 186-189.

侯广月, 杜营, 杨帆, 等. 2019. 谷物及其制品中真菌毒素的前处理及检测技术研究进展. 中国果菜, 39(12): 64-70.

黄忠亮, 王海波, 廖强, 等. 2024. 液质联用法结合自动固相萃取同时测定药食同源杂粮中 14 种真菌毒素. 粮食与油脂, 37(8): 146-150.

李俊超, 秦学磊, 吴圣江, 等. 2021. QuEChERS 前处理方法在食品检测中的应用进展. 食品研究与开发, 42(24): 206-212.

刘飞, 任安书, 葛萍, 等. 2021. 在线固相萃取/高效液相色谱-四极杆/静电场轨道阱高分辨质谱检测饲料中的黄曲霉毒素. 分析测试学报, 37(6): 696-701.

牛灿杰, 叶素丹, 胡玉霞, 等. 2023. 谷物及制品中真菌毒素前处理及检测技术研究进展. 食品与机械, 39(5): 203-210.

桑晓霞, 马江媛, 黄登宇. 2019. 赭曲霉毒素 A 检测方法的研究进展. 食品安全质量检测学报, (21): 7271-7277.

孙学丽, 王丽娟. 2022. 食品中农药残留检测的样品前处理技术分析. 食品安全导刊, 30: 189-192.

谢洪超. 2024. 基于气相色谱法的食品安全风险监测技术. 食品安全导刊, 25: 190-192.

姚建华. 2020. 新食品加工技术对食品营养的影响. 现代食品, (12): 129-130.

殷锡峰, 梁红芳, 张文文, 等. 2024. 快速样品前处理技术-超高效液相色谱串联质谱法测定粮谷中 7 种真菌毒素. 生物加工过程, 22(1): 106-112.

Alcántara-Durán J, Moreno-González D, García-Reyes J F, et al. 2019. Use of a modified QuEChERS method for the determination of mycotoxin residues in edible nuts by nano flow liquid chromatography high resolution mass spectrometry. Food Chemistry, 279: 144-149.

Anfossi L, di Nardo F, Cavalera S, et al. 2018. A lateral flow immunoassay for straightforward determination of fumonisin mycotoxins based on the quenching of the fluorescence of CdSe/ZnS quantum dots by gold and silver nanoparticles. Microchimica Acta, 185(2): 94-103.

Antony F M, Pal D, Wasewar K. 2021. Separation of bio-products by liquid-liquid extraction. Physical Sciences Reviews, 6(4): 20180064.

Badawy M E I, El-Nouby M A M, Kimani P K, et al. 2022. A review of the modern principles and applications of solid-phase extraction techniques in chromatographic analysis. Analytical Sciences, 38(12): 1457-1487.

Bokhary A, Leitch M, Liao B Q. 2021. Liquid-liquid extraction technology for resource recovery: Applications, potential, and perspectives. Journal of Water Process Engineering, 40: 101762.

Bu T, Bai F, Zhao S, et al. 2021. Multifunctional bacteria-derived tags for advancing immunoassay analytical performance with dual-channel switching and antibodies bioactivity sustaining. Biosensors and Bioelectronics, 192: 113538.

Chen G, Chen X, Xu G, et al. 2023. Ultrabright orange-yellow aggregation-induced emission nanoparticles for highly sensitive immunochromatographic quantification of ochratoxin A in corn. Food Chemistry, 412: 135580.

Chen Y, Zhang S, Huang Y, et al. 2020. A bio-bar-code photothermal probe triggered multi-signal readout sensing system for nontoxic detection of mycotoxins. Biosensors and Bioelectronics, 167: 112501.

de Souza M P, Bataglion G A, da Silva F M A, et al. 2016. Phenolic and aroma compositions of pitomba fruit (*Talisia esculenta* Radlk.) assessed by LC-MS/MS and HS-SPME/GC-MS. Food Research International, 83: 87-94.

Gholizadeh S, Mirzaei H, Khandaghi J, et al. 2022. Ultrasound-assisted solvent extraction combined with magnetic ionic liquid based-dispersive liquid-liquid microextraction for the extraction of mycotoxins from tea samples. Journal of Food Composition and Analysis, 114: 104831.

González-Jartín J, Rodriguez-Canas I, Alfonso A, et al. 2021. Multianalyte method for the determination of regulated, emerging and modified mycotoxins in milk: QuEChERS extraction followed by UHPLC-MS/MS analysis. Food Chemistry, 356: 129647.

Guo Z, Wang M, Wu J, et al. 2019. Quantitative assessment of zearalenone in maize using multivariate algorithms coupled to Raman spectroscopy. Food Chemistry, 286: 282-288.

Han Z, Tang Z, Jiang K, et al. 2020. Dual-target electrochemical aptasensor based on co-reduced molybdenum disulfide and Au NPs ($rMoS_2$-Au) for multiplex detection of mycotoxins. Biosensors and Bioelectronics, 150: 111894.

Hou S, Ma J, Cheng Y, et al. 2020. Quantum dot nanobead-based fluorescent immunochromatographic assay for simultaneous quantitative detection of fumonisin B1, dexyonivalenol, and zearalenone in grains. Food Control, 117: 107331.

Hu S, Dou X, Zhang L, et al. 2018. Rapid detection of aflatoxin B1 in medicinal materials of radix and rhizome by gold immunochromatographic assay. Toxicon, 150: 144-150.

Hu X, Wan J, Peng X, et al. 2019. Calorimetric lateral flow immunoassay detection platform based on the photothermal effect of gold nanocages with high sensitivity, specificity, and accuracy. International Journal of Nanomedicine, 14: 7695-7705.

Huang N, Sheng W, Bai D, et al. 2024. Multiplex fluorescence quenching immunoassay based on multicolor magnetic quantum dot and dual spectral-overlapped polydopamine nanospheres for ultrasensitive detection of aflatoxin B1, zearalenone, ochratoxin A, and fumonisin B1. Sensors and Actuators B: Chemical, 414: 135968.

Huang Y, Tang X, Zheng L, et al. 2021. Development of generic immuno-magnetic bead-based enzyme-linked immunoassay for ustiloxins in rice coupled with enrichment. Toxins, 13(12): 907.

Jia M, Jia B, Liao X, et al. 2022. A CdSe@CdS quantum dots based electrochemiluminescence aptasensor for sensitive detection of ochratoxin A. Chemosphere, 287: 131994.

Jiang Y, Zhao X, Chen L, et al. 2021. A dual-colored persistent luminescence nanosensor for simultaneous and autofluorescence-free determination of aflatoxin B1 and zearalenone. Talanta, 232: 122395.

Kholif A E, Anele U Y, Patra A K, et al. 2021. Editorial: The use of phytogenic feed additives to enhance productivity and health in ruminants. Frontiers in Veterinary Science, 8: 685262.

Kudr J, Zhao L, Nguyen E P, et al. 2020. Inkjet-printed electrochemically reduced graphene oxide microelectrode as a platform for HT-2 mycotoxin immunoenzymatic biosensing. Biosensors and Bioelectronics, 156: 112109.

Laura R, Dhaka R B, Enrico R, et al. 2021. Unveiling the spatial distribution of aflatoxin B1 and plant defense metabolites in maize using AP-SMALDI mass spectrometry imaging. The Plant Journal, 106(1): 185-199.

Laura R, Sven G, Sara T, et al. 2022. Mass spectrometry imaging disclosed spatial distribution of defense-related metabolites in *Triticum* spp. Metabolites, 12(1): 48.

Lerdsri J, Chananchana W, Upan J, et al. 2020. Label-free colorimetric aptasensor for rapid detection of aflatoxin B1 by utilizing cationic perylene probe and localized surface plasmon resonance of gold nanoparticles. Sensors and Actuators B: Chemical, 320: 128356.

Li R, Wen Y, Yang L, et al. 2022. Dual quantum dot nanobeads-based fluorescence-linked immunosorbent assay for simultaneous detection of aflatoxin B1 and zearalenone in feedstuffs. Food Chemistry, 366: 130527.

Li S, Zhong X, Xu Y, et al. 2021. Smartphone-based reading system integrated with phycocyanin-enhanced latex nanospheres immunoassay for on-site determination of aflatoxin B1 in foodstuffs. Food Chemistry, 360: 130019.

Li X, Yang L, Men C, et al. 2019. Photothermal soft nanoballs developed by loading plasmonic $Cu_{2-x}Se$ nanocrystals into liposomes for photothermal immunoassay of aflatoxin B1. Analytical Chemistry, 91: 4444-4450.

Liu Z, Hua Q, Wang J, et al. 2022. Prussian blue immunochromatography with portable smartphone-based detection device for zearalenone in cereals. Food Chemistry, 369: 131008.

Lu Q, Ruan H, Sun X, et al. 2022. Contamination status and health risk assessment of 31 mycotoxins in six edible and medicinal plants using a novel green defatting and depigmenting pretreatment coupled with LC-MS/MS. LWT, 161: 113401.

Luo S, Liu Y, Guo Q, et al. 2022. Determination of zearalenone and its derivatives in feed by gas chromatography-mass spectrometry with immunoaffinity column cleanup and isotope dilution.

Toxins, 14(11): 764.

Mateo J J, Llorens A, Mateo R, et al. 2001. Critical study of and improvements in chromatographic methods for the analysis of type B trichothecenes. Journal of Chromatography A, 918(1): 99-112.

McMaster N, Acharya B, Harich K, et al. 2019. Quantification of the mycotoxin deoxynivalenol (DON) in Sorghum using GC-MS and a stable isotope dilution assay (SIDA). Food Analytical Methods, 12: 2334-2343.

Miró-Abella E, Herrero P, Canela N, et al. 2017. Determination of mycotoxins in plant-based beverages using QuEChERS and liquid chromatography-tandem mass spectrometry. Food Chemistry, 229: 366-372.

Naomi M, Elaine M, Dave L, et al. 2022. Analysis of aflatoxins, fumonisins, deoxynivalenol, ochratoxin A, zearalenone, HT-2, and T-2toxins in animal feed by LC-MS/MS using cleanup with a multi-antibody immunoaffinity column. Journal of AOAC International, 35(3): 1-11.

Olsson J, Börjesson T, Lundstedt T, et al. 2002. Detection and quantification of ochratoxin A and deoxynivalenol in barley grains by GC-MS and electronic nose. International Journal of Food Microbiology, 72(3): 203-214.

Pan M, Ma T, Yang J, et al. 2020. Development of lateral flow immunochromatographic assays using colloidal Au sphere and nanorods as signal marker for the determination of zearalenone in cereals. Foods, 9(3): 281-291.

Qian J, Ren C, Wang C, et al. 2020. Gold nanoparticles mediated designing of versatile aptasensor for colorimetric/electrochemical dual-channel detection of aflatoxin B1. Biosensors and Bioelectronics, 166: 112443.

Qin M, Li S, Ma P, et al. 2024. An ultrasensitive dual-mode aptasensor for patulin based on the upconversion particles and G-Quadruplex-hemin DNAzyme. Talanta, 279: 126653.

Ren Y, Zhang Y, Han S, et al. 2011. Simultaneous determination of fumonisins B1, B2 and B3 contaminants in maize by ultra high-performance liquid chromatography tandem mass spectrometry. Analytica Chimica Acta, 692(1-2): 138-145.

Rodríguez-Carrasco Y, Berrada H, Font G, et al. 2012. Multi-mycotoxin analysis in wheat semolina using an acetonitrile-based extraction procedure and gas chromatography-tandem mass spectrometry. Journal of Chromatography A, 1270: 28-40.

Rodríguez-Carrasco Y, Moltó J C, Berrada H, et al. 2014. A survey of trichothecenes, zearalenone and patulin in milled grain-based products using GC-MS/MS. Food Chemistry, 146: 212-219.

Sadok I, Krzyszczak-Turczyn A, Szmagara A, et al. 2023. Honey analysis in terms of nicotine, patulin and other mycotoxins contamination by UHPLC-ESI-MS/MS-method development and validation. Food Research International, 172: 113184.

Salim S A, Sukor R, Ismail M N, et al. 2021. Dispersive liquid-liquid microextraction (DLLME) and

LC-MS/MS analysis for multi-mycotoxin in rice bran: Method development, optimization and validation. Toxins, 13(4): 280.

Slobodchikova I, Vuckovic D. 2018. Liquid chromatography-high resolution mass spectrometry method for monitoring of 17 mycotoxins in human plasma for exposure studies. Journal of Chromatography A, 1548: 51-63.

Soleas G J, Yan J, Goldberg D M. 2001. Assay of ochratoxin A in wine and beer by high-pressure liquid chromatography photodiode array and gas chromatography mass selective detection. Journal of Agricultural and Food Chemistry, 49(6): 2733-2740.

Tanaka T, Yoneda A, Inoue S, et al. 2000. Simultaneous determination of trichothecene mycotoxins and zearalenone in cereals by gas chromatography-mass spectrometry. Journal of chromatography A, 882(1-2): 23-28.

Tsikas D, Zoerner A A. 2014. Analysis of eicosanoids by LC-MS/MS and GC-MS/MS: a historical retrospect and a discussion. Journal of Chromatography B, 964: 79-88.

Vinaixa M, Schymanski E L, Neumann S, et al. 2016. Mass spectral databases for LC/MS-and GC/MS-based metabolomics: state of the field and future prospects. TrAC Trends in Analytical Chemistry, 78: 23-35.

Virginia D C, Jennifer L M, Ryan T, et al. 2020. High-throughput matrix-assisted laser desorption/ionization time-of-flight (MALDI-TOF) mass spectrometry-based deubiquitylating enzyme assay for drug discovery. Nature Protocols, 15(12): 4034-4057.

Wang J, Chen Q, Jin Y, et al. 2020. Surface enhanced Raman scattering-based lateral flow immunosensor for sensitive detection of aflatoxin M1 in urine. Analytica Chimica Acta, 1128: 184-192.

Wang J, Li S, Wei J, et al. 2023a. Screening-capture-integrated electrochemiluminescent aptasensor based on mesoporous silica nanochannels for the ultrasensitive detection of deoxynivalenol in wheat. Journal of Agricultural and Food Chemistry, 71: 12052-12060.

Wang Q, Li S, Zhang Y, et al. 2023b. A highly sensitive photothermal immunochromatographic sensor for detection of aflatoxin B1 based on $Cu_{2-x}Se$-Au nanoparticles. Food Chemistry, 401: 134065.

Wang T, Zhou T, Wu K, et al. 2024. A sensitive monoclonal antibody-based ELISA integrated with immunoaffinity column extraction for the detection of zearalenone in food and feed samples. The Analyst, 149(2): 442-450.

Wang Y, Fang Z, Ning G, et al. 2019. G-quadruplex-bridged triple-helix aptamer probe strategy: a label-free chemiluminescence biosensor for ochratoxin A. Sensors and Actuators B: Chemical, 298: 126867.

Wang Z, Wei L, Ruan S, et al. 2023c. CRISPR/Cas12a-assisted chemiluminescence sensor for aflatoxin B1 detection in cereal based on functional nucleic acid and in-pipet rolling circle amplification. Journal of Agricultural and Food Chemistry, 71: 4417-4425.

Wei T, Ren P, Huang L, et al. 2019. Simultaneous detection of aflatoxin B1, ochratoxin A, zearalenone and deoxynivalenol in corn and wheat using surface plasmon resonance. Food Chemistry, 300: 125176.

Xie X, Yang X, Zhang Y, et al. 2024. Ready-to-use ratiometric bioluminescence immunosensor for detection of ochratoxin a in pepper. Biosensors and Bioelectronics, 259: 116401.

Xu Z, Long L, Chen Y, et al. 2021. A nanozyme-linked immunosorbent assay based on metal-organic frameworks (MOFs) for sensitive detection of aflatoxin B1. Food Chemistry, 338: 128039.

Yao J, Sun Y, Li Q, et al. 2017. Colloidal gold-McAb probe-based rapid immunoassay strip for simultaneous detection of fumonisins in maize. Journal of the Science of Food and Agriculture, 97(7): 2223-2229.

Yu B X, Zhang Y, Zhou Y, et al. 2023. Recent insights into sample pretreatment methods for mycotoxins in different food matrices: a critical review on novel materials. Toxins, 15(3): 215.

Zhang B, Li H, Li Y, et al. 2021a. A sensitive chemiluminescence immunoassay based on immunomagnetic beads for quantitative detection of zearalenone. European Food Research & Technology, 247(9): 2171-2181.

Zhang W, Wang Y, Nan M, et al. 2021b. Novel colorimetric aptasensor based on unmodified gold nanoparticle and ssDNA for rapid and sensitive detection of T-2 toxin. Food Chemistry, 348: 129128.

Zhang X, Zhi H, Zhu M, et al. 2021c. Electrochemical/visual dual-readout aptasensor for Ochratoxin A detection integrated into a miniaturized paper-based analytical device. Biosensors and Bioelectronics, 180: 113146.

Zheng H, Ke Y, Yi H, et al. 2019. A bifunctional reagent regulated ratiometric electrochemiluminescence biosensor constructed on surfactant-assisted synthesis of TiO_2 mesocrystals for the sensing of deoxynivalenol. Talanta, 196: 600-607.

Zhou J, Liu Z, Yang Q, et al. 2021. Multiple fluorescence immunoassay for the simultaneous detection of zearalenone and ochratoxin A. Analytical Biochemistry, 628: 114288.

Zuo J, Yan T, Tang X, et al. 2023. Dual-modal immunosensor made with the multifunction nanobody for fluorescent/colorimetric sensitive detection of aflatoxin B1 in maize. ACS Applied Materials & Interfaces, 15: 2771-2780.

第 2 章　粮食及其制品中真菌毒素毒性评价及风险评估

2.1　真菌毒素的细胞快速毒理学评价

2.1.1　真菌毒素的细胞快速毒理学评价概述

真菌毒素的细胞快速毒理学评价是指通过二维体外培养细胞对真菌毒素的毒性作用进行快速评价。此方法涵盖了包括细胞活性、细胞增殖、氧化应激、细胞周期、细胞凋亡、细胞自噬、细胞能量代谢等多方面的毒性指标，同时还可评估胃、肠道、肝脏、肾脏等多种类型细胞的特异性毒性反应。以细胞作为研究对象，可以在较短的实验周期内对多种真菌毒素在不同细胞类型中的毒性进行比较研究。该方法不仅减少了毒素用量，还能高度真实地反映毒素的毒性效应，有助于揭示毒理机制。因此，目前已被广泛应用于真菌毒素的毒性研究以及新型真菌毒素的快速筛查和评价。

2.1.2　真菌毒素毒理评价的主要细胞类型

目前，在真菌毒素的快速毒理学评价中，已广泛应用了多种来源于动物和人体的细胞模型。根据其来源及在毒性评价中涉及的不同毒性作用，这些细胞模型可以分为消化道细胞、肝脏细胞、肾脏细胞、生殖系统相关细胞、肺部相关细胞、免疫系统相关细胞等几大类别。利用这些细胞模型，不仅可以对真菌毒素的靶器官进行初步的毒理学评估，还能够对其基因毒性、致癌性、免疫毒性、生殖毒性等特殊毒性进行深入评价。表 2.1 总结了当前主要使用的细胞模型的来源、特点及其在相关真菌毒素研究中的具体应用（Pitt and Miller，2016；Skrzydlewski et al.，2022；Xu et al.，2020）。

表 2.1　用于真菌毒素毒理评价的主要细胞模型

细胞类型	细胞名称	细胞模型来源及特点	相关的真菌毒素毒性评价
消化道细胞	人胃上皮细胞 GES-1	源于人胎儿原代胃黏膜上皮细胞，永生化非致瘤性细胞系，贴壁生长，上皮细胞样，具两个以上核仁	DON、FB1、AOH、AME、TeA 等
	人食管上皮细胞 HEEC	源于人食管上皮，是食管上皮生理及癌变机制研究模型	FB1 等
	人结直肠腺癌细胞 Caco-2	源自男性直肠原位癌组织，呈岛状生长，形态学上与小肠上皮细胞相似，可自发表现出典型的肠分化特征，具有微绒毛，细胞与细胞间连接紧密，角蛋白阳性等，常被应用于药物和毒素的吸收，转运和代谢研究	AFB1、AFM1、PAT、OTA、DON、FB1、ZEN 等
	猪肠上皮细胞 IPEC-J2	源于未哺乳仔猪空肠，上皮细胞样，不规则形态，非转化细胞，接近于人类生理，在不同类型血清条件下，可发生自发性分化，1~2 周内可形成极化单层，可表达并产生细胞因子、防御素、toll 样受体和黏蛋白，是肠道细菌相互作用，人畜共患肠道疾病机制研究模型	FB1、DON、ZEN 等
	人结直肠癌细胞 HT-29	源于患结直肠癌的白人女性原发肿瘤，肿瘤腺样细胞，具备成熟肠细胞的特征，给予不同的培养条件或者诱导剂时，会表现出不同的分化途径，如可分化成可分泌黏液的 HT29-MTX 细胞	FB1、AOH、AME、等
	人结肠癌细胞 HCT-116	源于男性结肠癌患者，能够产生癌胚抗原、角蛋白，可以在半固体琼脂糖培养基中形成克隆	AOH、AME
肝脏细胞	人肝癌细胞 HepG-2	源于白人男性肝细胞癌，上皮样细胞，细胞克隆成岛状，表达胰岛素受体和胰岛素样生长因子 IGF Ⅱ受体，常用于药物代谢和肝毒性研究	PAT、AFB1、OTA、FB1、DON、HT-2、T-2、ZEN、AOH、AME 等
	大鼠肝细胞 BRL-3A	源于大鼠肝组织自发永生化细胞，成纤维细胞样贴壁细胞	AFB1、FB1、DON、ZEN 等
	虹鳟鱼肝细胞 RTL-W1	源于虹鳟鱼肝脏组织，贴壁生长，不规则形状	ZEN
肾脏细胞	人胚胎肾细胞 HEK-293	源于人胚胎肾脏，上皮形态贴壁细胞，腺病毒转化细胞系，常用的外源基因表达细胞株	PAT
	人肾皮质近曲小管上皮细胞 HK-2	源于正常成人肾脏近端肾小管，通过导入 HPV-16 E6/E7 基因而获得永生化的上皮细胞系，呈铺路石状生长，常用于肾脏毒性及炎症研究	OTA、FB1 等
	猪肾细胞 PK-15	源于成年猪肾脏，上皮细胞样，猪圆环病毒（PCV）抗原阳性，表达纤溶酶原激活剂、角蛋白	AFB1、OTA、DON、CIT 等

续表

细胞类型	细胞名称	细胞模型来源及特点	相关的真菌毒素毒性评价
肾脏细胞	非洲绿猴肾细胞 Vero	源于正常成年非洲绿猴肾异倍体细胞，贴壁依赖，呈纤维样状，被用于检查大肠杆菌毒素，可作为培养病毒的细胞宿主	OTA、DON、T2、HT-2、ZEN 等
	犬肾细胞 MDCK	源于成年雌性猎犬的肾脏，角蛋白、过氧化物酶阳性	AFB1、DON、T-2、HT-2、ZEN 等
	牛肾细胞 MDBK	源于成年牛肾脏	AFB1、OTA、FB1、CIT 等
生殖系统相关细胞	中国仓鼠卵巢细胞 CHO-K1	源于中国仓鼠卵巢，自发永生化细胞	PAT、FB1、DON、ZEN 等
	牛乳腺上皮细胞 MAC-T	源于奶牛乳腺组织，经过 SV40 永生化	AFB1、OTA 等
	人宫颈癌细胞 Hela	源于一位美国黑人妇女海里埃塔·拉克丝（Henrietta Lacks）的宫颈癌细胞，呈椭圆形或梭形，可进行吞噬作用，跟其他癌细胞相比，增殖异常迅速	AFB1、DON、T-1、HT-2、ZEN 等
	小鼠睾丸支持细胞 TM4	源于 11～13 日龄的雄性 BALB/c 小鼠睾丸，可产生视黄醇结合蛋白、组织纤溶酶原激活物和转铁蛋白，表达 FSH 受体、雄激素受体和孕激素受体	T-2
	人子宫内膜癌细胞 Ishikawa	源于人子宫内膜癌组织，上皮细胞样，贴壁细胞，可产生促肾上腺皮质激素释放激素，胎盘碱性磷酸酶、绒膜促性腺激素	AOH、AME 等
肺相关细胞	仓鼠肺细胞 V79	源于一只雌性中国仓鼠的肺组织，G1 期缺陷细胞	FB1、DON、ZEN 等
	人肺成纤维细胞 NHLF	源于正常人肺组织，呈凸起的纺锤形或星形的扁平分布，构造和维持肺器官的正常形态，合成和释放细胞外基质，组织损伤后修复	T-2、HT-2 等
	人正常肺支气管上皮细胞 BEAS-2B	源于正常人肺支气管，腺病毒 12-SV40 感染克隆，上皮样状，角蛋白阳性，被用于肺炎球菌感染研究	AFB1、FB1、AOH、AME 等
	人胚肺成纤维细胞 MRC-5	源于 14 周男性胚胎的肺组织，成纤维细胞样，贴壁生长	DON、T-2 等
免疫相关细胞	小鼠单核巨噬细胞 RAW 264.7	源于 Abelson 小鼠白血病病毒（MuLV）诱导的肿瘤中建立的雄性小鼠巨噬细胞细胞系，广泛用于研究细胞吞噬、细胞免疫、分子免疫学以及骨骼疾病	AFB1、ZEN、DON、AOH、AME 等
	人单核细胞白血病细胞 THP-1	源于一名患有急性单核细胞白血病的 1 岁男性患儿的外周血中，悬浮生长的细胞，可以被诱导分化为巨噬细胞 M1 和 M2，并释放相应的细胞因子	AFB1、DON、AOH 等
	人慢性髓系白血病细胞 K562	源于女性慢性粒细胞白血病患者的胸腔积液中，粒细胞样，悬浮生长，具有高度未分化和粒细胞系列特征，可自发分化为红细胞、粒细胞和单核细胞等	OTA、DON、ZEN 等

2.1.3　细胞快速毒理学评价的相关指标及检测方法

1. 细胞活性和细胞增殖检测

1）MTT 法

噻唑蓝（methylthiazolyldiphenyl-tetrazolium bromide，MTT）是一种具备细胞渗透性和正电荷的四唑类染料，是目前最常用的细胞活力和增殖检测试剂。其基本原理是基于活细胞线粒体中的琥珀酸脱氢酶将 MTT 还原为不溶于水的紫色甲臜晶体。随后，通过特定试剂（如二甲基亚砜）溶解细胞中的甲臜，再利用酶标仪测定 570 nm 波长处的吸光度。在一定细胞数量范围内，吸光值越大，表明细胞活力和增殖率越高；反之，吸光度降低则反映真菌毒素对细胞的毒性增强。MTT 法成本较低，但甲臜水溶性差，导致检测时间较长，且 MTT 对细胞本身具有一定毒性。

2）CCK-8 法

CCK-8（cell counting Kit-8）法主要利用水溶性四唑染料 WST-1 检测细胞活力。在电子耦合试剂 1-Methoxy PMS（1-methoxy-5-methylphenazinium methyl sulfate）的存在下，WST-1 可被线粒体脱氢酶还原为水溶性的橙黄色甲臜，随后使用酶标仪在 450 nm 波长处测定吸光度。用真菌毒素处理细胞后，吸光度越高，细胞活力越强；反之则表示毒素对细胞的毒性越大。相比于 MTT 法，CCK-8 法具有更宽的线性范围、更高的灵敏度和更短的检测时间，同时生成的甲臜无须额外溶解，试剂对细胞毒性更小。

3）EdU 法

EdU（5-ethynyl-2′-deoxyuridine）是一种胸腺嘧啶脱氧核苷类似物，可在 DNA 合成过程中掺入。通过点击化学反应，使 EdU 上的乙炔基与小分子叠氮化物发生共价结合，从而将荧光标记附着于 EdU。随后可使用多种荧光检测设备，如酶标仪、荧光显微镜、流式细胞分析仪等检测增殖细胞。此方法能够检测单个细胞的增殖情况，通过流式细胞分析染色后的细胞呈现典型的马蹄形分群，S 期细胞显示出明显的分布特征。

4）乳酸脱氢酶检测

乳酸脱氢酶（lactate dehydrogenase，LDH）是细胞胞浆中稳定存在的酶。当细胞死亡或质膜破裂时，LDH 会释放至细胞外。因此，通过检测培养液中 LDH 的活性，可以间接评估细胞的活力。通常采用硫辛酰胺脱氢酶催化的 2-对碘苯基-3-硝基苯氯化四氮唑显色反应来检测红色甲臜的生成，再利用酶标仪在 490 nm 波长处测定吸光度，从而反映细胞膜的完整性及细胞死亡情况。

2. 氧化应激检测

1）活性氧检测

细胞中的活性氧（reactive oxygen species，ROS）主要包括超氧阴离子（O_2^-•）、过氧化氢（H_2O_2）和羟基自由基（•OH）等。这些物质来源于细胞代谢，并在真菌毒素引发的氧化应激中大量产生，导致细胞氧化应激损伤。ROS 的检测通常采用 2′,7′-二氯荧光素二乙酸酯（2′,7′-dichlorodihydrofluorescein diacetate，DCFH-DA）荧光探针法。DCFH-DA 可自由进入细胞，并在细胞内酯解形成 2′,7′-二氯二氢荧光素（2′,7′-dichlorodihydrofluorescein，DCFH），随后被活性氧氧化为具有荧光的 2′,7′-二氯荧光素（2′,7′-dichlorofluorescein，DCF）。通过荧光显微镜或流式细胞分析仪，在激发波长 480 nm 和发射波长 525 nm 下检测荧光强度，从而判断 ROS 的产生量。除 DCFH-DA 外，还可选用二氢乙锭超氧化物阴离子荧光（dihydroethidium，DHE）探针、线粒体活性氧 MitoSOX（Mitochondrial Superoxide Indicator，MitoSOX）荧光探针及非荧光染料罗丹明 123（Rhodamine 123，DHR123）等进行检测。

2）超氧化物歧化酶活性检测

超氧化物歧化酶（superoxide dismutase，SOD）是细胞内关键的抗氧化酶之一，能催化超氧化物阴离子通过歧化反应生成过氧化氢（H_2O_2）和氧气（O_2）。SOD 活性的测定方法包括氮蓝四唑法、WST-1 法及 WST-8（water-soluble tetrazolium salt-8）法等。其中，WST-8 法因其较高的稳定性和灵敏度而得到广泛应用。该方法基于 WST-8 与黄嘌呤氧化酶催化产生的超氧阴离子反应生成水溶性的甲臜，而 SOD 抑制该反应。通过比色分析，可以确定真菌毒素处理后 SOD 的活性变化。

3）谷胱甘肽过氧化物酶活性检测

谷胱甘肽过氧化物酶（glutathione peroxidase，GSH-Px）是细胞内重要的抗氧化酶，能催化还原型谷胱甘肽（reduced glutathione，GSH）清除过氧化物。通过GPx催化反应，GSH被氧化为氧化型谷胱甘肽 （oxidized glutathione，GSSG），而谷胱甘肽还原酶在还原型辅酶Ⅱ （nicotinamide adenine dinucleotide phosphate，NADPH）的参与下将 GSSG 还原回 GSH。使用酶标仪在 340 nm 波长处测定NADPH的减少量，可以间接反映GPx的活性。

4）丙二醛检测

丙二醛（malondialdehyde，MDA）是细胞脂质过氧化的产物，在氧化应激过程中水平升高。MDA的检测通常基于硫代巴比妥酸（thiobarbituric acid，TBA）与MDA之间的显色反应。可以使用酶标仪在535 nm处检测MDA-TBA加合物的吸光度，或者在535 nm激发光、553 nm发射光下进行荧光检测，从而定量分析细胞内MDA的含量。

3. 细胞周期检测

细胞周期是指一个新生细胞从产生到分裂成两个子细胞的完整过程，伴随着DNA的复制和分配。研究表明，多种真菌毒素可引起细胞周期的阻滞，从而引发细胞毒性。细胞周期的检测通常使用流式细胞术，通过碘化丙啶（propidium iodide，PI）这种双链DNA荧光染料，对细胞内DNA含量进行定量分析，以揭示细胞周期的状态。在G0/G1期，细胞的荧光强度最弱，S期略高，G2/M期细胞的荧光强度则最强。通过统计不同周期阶段的细胞比例，可以评估真菌毒素对细胞周期的阻滞作用。

4. 细胞凋亡与坏死检测

细胞凋亡是一种程序性死亡，与细胞发育及多种疾病的发生密切相关。常用检测方法包括JC-1线粒体膜电位探针法的线粒体膜电位检测、膜外磷脂酰丝氨酸结合蛋白V/碘化丙啶（annexin V/PI）双染流式细胞检测，以及脱氧核糖核苷酸末端转移酶介导的缺口末端标记法（TUNEL）等。在细胞凋亡早期，线粒体膜电位的下降是标志性事件。JC-1染料在高膜电位时聚集于线粒体基质，形成红色荧光的聚合物；当膜电位降低时，JC-1以单体形式存在，发出绿色荧光。JC-1单体激发光波长为490 nm，发射波长为530 nm；聚合物的激发光波长为525 nm，发射波长为 590 nm。通过荧光显微镜或流式细胞仪分析可观察到这些变化。

Annexin V/PI 法则通过 Annexin V 选择性结合磷脂酰丝氨酸（phosphatidylserine，PS）和 PI 染料结合细胞内 DNA 来区分细胞状态。凋亡早期 PS 外翻暴露于细胞膜外侧，而在晚期凋亡或坏死时，PI 会穿透受损的细胞膜，与 DNA 结合。此法可将细胞区分为活细胞、早期凋亡细胞、晚期凋亡细胞及坏死细胞四类。

TUNEL 法基于凋亡过程中核酸内切酶切割产生的大量 3′-OH 末端，在脱氧核糖核苷酸末端转移酶的作用下进行荧光标记，可通过荧光显微镜或流式细胞仪检测。此外，还可以使用免疫印迹法检测凋亡相关蛋白（如 Caspase 家族和 Bcl-2 家族蛋白），以及通过电子显微镜观察核膜周边新月形结构和凋亡小体的形态学变化。

5. 细胞自噬检测

自噬是一种细胞在生理或病理条件下，通过溶酶体降解受损细胞器和蛋白质的过程。研究发现，诸如 DON、ZEN 和 AOH 等真菌毒素均能诱发细胞自噬。检测自噬的方法主要包括 mCherry-GFP-LC3（adenovirus expressing mCherry-GFP-LC3B fusion protein）双荧光系统法、免疫印迹 LC3-Ⅱ/Ⅰ比值检测法和透射电镜法等。在 mCherry-GFP-LC3 双荧光系统中，自噬小体和自噬溶酶体形成过程中，LC3 蛋白的聚集产生红色和黄色荧光斑点，能够清晰反映自噬活性。免疫印迹法则通过检测 LC3-Ⅰ向 LC3-Ⅱ的转变来评估自噬强度，LC3-Ⅱ/Ⅰ比值的变化是判断自噬强度的重要指标。透射电镜法通过观察双层或多层膜结构的自噬小体及单层膜结构的自噬溶酶体，直接反映细胞自噬状态。

6. 细胞能量代谢检测

哺乳动物细胞的能量主要来源于有氧呼吸和糖酵解两条途径。研究表明，真菌毒素如 AFB1 和 FB1 会显著影响细胞的能量代谢。Seahorse 细胞能量代谢检测法，借助 Seahorse 代谢检测仪，通过添加药物如寡霉素、羰基-氰-对-三氟甲氧基苯腙（carbonyl cyanide *p*-trifluoromethoxyphenylhydrazone，FCCP）、鱼藤酮及抗霉素 A 来干扰线粒体呼吸链，测量细胞的氧气消耗速率。检测得到的参数包括基础呼吸值、质子渗漏值、最大呼吸能力、呼吸储备能力、非有氧呼吸耗氧值、腺嘌呤核苷三磷酸生成能力，以及呼吸储备能力与基础值的比值等。这些参数能够揭示真菌毒素处理后细胞有氧呼吸途径中的能量代谢变化。此外，通过检测糖酵解相关的参数，如糖酵解能力、最大糖酵解能力、糖酵解储备值、非糖酵解酸化值，以及糖酵解储备值占基础值的比例，可以评估真菌毒素处理对糖酵解途径中能量代谢的影响。

7. DNA 损伤检测

遗传毒性是指 DNA 受损后导致核苷酸序列发生永久性改变，从而引发遗传特征的改变。真菌毒素对 DNA 的损伤检测是评估其细胞毒性的重要手段。目前常用的检测方法包括彗星电泳实验、单链断裂标志物聚 ADP 核糖聚合酶（poly ADP-ribose polymerase，PARP）检测、双链断裂标志物磷酸化组蛋白 H2AX（phosphorylated histone H2AX，γH2AX）检测，以及 DNA 氧化损伤标志物 8-羟基-2′-脱氧鸟嘌呤（8-hydroxy-2′-deoxyguanosine, 8-OHdG）检测。彗星实验根据受损 DNA 与正常 DNA 在琼脂糖凝胶中的迁移速度差异来评估 DNA 损伤情况，受损的 DNA 会形成类似彗星尾巴的拖尾结构。通过测量尾长、尾部 DNA 含量及尾矩可量化 DNA 损伤程度。单链断裂标志物 PARP 是聚腺苷二磷酸核糖聚合酶，在单链 DNA 断裂时与其结合，并充当其他修复酶的结合信号，可以通过酶联免疫吸附测定（enzyme-linked immunosorbent assay，ELISA）试剂盒检测其含量和活性。双链断裂标志物 γH2AX 是磷酸化组蛋白 H2AX 的 Ser139 位点标记物，在 DNA 双链断裂时迅速升高，可通过 ELISA 试剂盒进行定量分析。DNA 氧化损伤标志物 8-oxo-dG 是氧化应激引发的 DNA 损伤产物之一，也可通过 ELISA 试剂盒检测。

8. 其他特殊毒性作用检测

在评估真菌毒素对肠道屏障的破坏作用时，常以人结直肠腺癌细胞系 Caco-2 或猪肠上皮细胞系 IPEC-J2 为模型。将细胞培养至形成单层细胞膜，形成紧密连接屏障后，用真菌毒素处理细胞，并使用电阻仪检测其电阻变化。同时，通过在细胞小室的一侧加入异硫氰酸荧光素-葡聚糖或荧光素钠，检测其通透性变化，以评估真菌毒素对肠道屏障的破坏情况。此外，还可对多种紧密连接蛋白水平进行检测，以全面了解其对屏障功能的影响。

在雌激素效应评估方面，某些真菌毒素如 ZEN 和 AOH 化学结构与雌激素相似，可能会导致内分泌失调。此类评估通常涉及检测雌二醇和孕酮等激素的表达水平，以及参与雌激素代谢的关键酶如线粒体细胞色素 P450 胆固醇侧链裂解酶（P450scc）的表达。此外，孕激素受体的表达水平检测也常用于快速评估真菌毒素的雌激素效应。

2.1.4　真菌毒素细胞快速毒理学联合评价

通常情况下，人类和动物往往同时暴露于多种真菌毒素，因此对其毒理学评价不仅需要单一毒素的分析，还需进行联合毒理学的评估。现阶段的联合毒性评价主要依赖于药物联合效应的 Chou-Talatay 法（周-塔拉泰法），通过组合指数（combination index，CI）等线图方程进行评估（Lin et al.，2023；Yang et al.，2017；Yu et al.，2020a）。该方法依据中值效应原理和质量作用定律，绘制单一及联合真菌毒素的剂量-效应曲线，公式如下：

$$f_{\mathrm{a}} / f_{\mathrm{u}} = (D / D_{\mathrm{m}})^{m}$$

其中，D（dose）为真菌毒素的剂量；f_{a}（fraction affected）为该剂量下产生效果的细胞比例；f_{u}（fraction unaffected）为未受作用的细胞比例（$f_{\mathrm{u}} = 1 - f_{\mathrm{a}}$）；$D_{\mathrm{m}}$（median-effect dose）为中值效应剂量；m（slope 或 kinetic order）为中值效应曲线的斜率，用于描述剂量-效应曲线的形状（$m = 1$ 时为双曲线，$m > 1$ 时为 S 形曲线，$m < 1$ 时为平缓的 S 形曲线）。此外，Chou-Talatay 法还推导出 CI 和剂量减少指数（dose-reduction index，DRI）。其中，CI 用于判断多种毒素混合物间的相互作用类型，当 CI = 1 时为加性作用，CI＜1 时为协同作用，CI＞1 时为拮抗作用。DRI 用于评估在混合毒素中达到相同效果所需剂量的减少程度，DRI＞1 表示支持剂量减少，DRI＜1 则表示不支持。CI 和 DRI 值均可借助 Compusyn 软件进行计算。目前，CCK-8 细胞活力检测已被用于评估多种镰刀菌毒素及链格孢菌毒素的联合毒性效果。

2.1.5　真菌毒素细胞快速毒理学评价的局限性及展望

尽管真菌毒素的细胞快速毒理学评价方法已被广泛应用，但仍存在一些局限性。体外培养的单一细胞与体内复杂的多细胞结构相比，缺乏细胞间的相互作用和体内微环境，因此某些功能特性难以体现，可能导致体内外实验结果存在差异，无法全面反映真菌毒素在体内的真实毒性。此外，体外细胞实验获得的毒理学数据虽然能揭示真菌毒素的毒性作用，但很难直接将相关剂量外推至人和动物的体内。因此，对真菌毒素的毒理学评价，应采取从细胞到组织、器官，再到整体个体的综合分析方法。在这一过程中，细胞水平的毒性评价及机制研究是关键环节。同时，近年来三维基质体外培养技术的兴起，使得具有多细胞结构和功能的类器官得以在实验室中培育，为真菌毒素的快速毒理学评价提供了新的可能。未来，这一技术有望作为现有细胞毒理学评价的补充和完善，提高评估的准确性和全面性。

2.2 模式动物安全性评价

2.2.1 小鼠模型安全性评价

1. 呕吐毒素

1）肠道毒性

研究表明，DON 暴露可导致小鼠肠绒毛/隐窝比值下降，引发空肠、回肠和结肠的炎症反应及氧化应激；低剂量 DON（10 μg/kg）即能减少小鼠肠道中拟杆菌门的丰度，并增加变形菌门的比例（Vignal et al., 2018）；高剂量 DON（5 mg/kg）则会进一步提高厚壁菌门的丰度（Wang et al.，2020）。

2）免疫毒性

免疫系统对单端孢霉烯家族毒素高度敏感，其中 DON 可显著诱导机体产生免疫反应。美国 Pestka 教授及其团队（Pestka，2008；Pestka et al.，2010）在这一领域进行了大量研究，发现 DON 对小鼠免疫系统具有显著影响。它能够刺激派尔结、肠系膜淋巴结、脾脏等免疫器官以及多种免疫细胞因子的变化。这些免疫效应会因剂量、接触频率、时间及方式的不同而表现为刺激或抑制作用。例如，在体外实验中，DON 能诱导派尔结和脾脏来源的淋巴细胞及 IgA+细胞发生凋亡；然而，当胸腺和脾脏中的 T 细胞在地塞米松作用下发生凋亡时，DON 反而抑制其凋亡。

此外，DON 还会导致小鼠肝脏炎性细胞浸润，并引发炎症因子水平显著增加（Bai et al.，2021）。值得注意的是，雌性小鼠在妊娠期暴露于 DON 会引起多种细胞因子（如干扰素-γ、白介素 IL-6 和 IL-4）含量显著升高（Toutounchi et al.，2022）。

3）其他组织器官毒性

DON 还会引发小鼠肝脏的炎症反应和氧化应激，损害肝功能并引起病理变化，造成肝损伤（Bai et al.，2021）。DON 可透过血脑屏障，进一步可诱导神经元细胞凋亡和中枢神经系统炎症等，直接影响脑神经元和神经胶质细胞的活力和功能，诱发脑损伤（Zhang et al.，2020a）。此外，在雄性小鼠中，连续 28 天灌胃 DON 导致血睾屏障和生精小管损伤，精子超微结构发生变化，精子数量和质量显著下降等，进而影响雄性生殖功能（Cao et al.，2020）。低剂量的 DON 还会加重小鼠由吲哚美辛诱导的结肠炎及相关结直肠癌的发展，表明其有潜在的促癌作用（Djouina et al.，2023）。

2. 玉米赤霉烯酮

1）生殖毒性

ZEN 的分子结构与人类卵巢分泌的 17β-雌二醇相似，能够在体内结合雌激素受体并发挥雌激素样作用，导致内分泌紊乱，从而引发生殖毒性和内分泌毒性。ZEN 是 ERα 的完全激动剂、ERβ 的混合激动剂和拮抗剂，其雌激素活性仅次于 17β-雌二醇，显著高于其他植物雌激素。过量摄入 ZEN 会导致生殖器官增大，并减少后代数量。ZEN 摄入过量还对雄性生殖系统的发育产生显著不良影响，如破坏小鼠睾丸生精小管的结构、降低精子活力和浓度、阻断精子发生等，最终导致生殖障碍并降低受孕率（Li et al.，2022）。

2）致癌性

作为一种外源性雌激素，ZEN 能诱导某些雌激素依赖细胞的过度增殖，具有致癌效应。ZEN 的致癌性主要发生在含有雌激素受体的细胞中，且在低剂量（nmol/L 级别）时即可诱导增殖反应。目前的研究主要集中在细胞水平，例如 ZEN 可促进乳腺癌细胞 MCF-7 的增殖，调控多个与乳腺癌相关的基因表达（Yip et al.，2017）；促进人前列腺癌细胞的增殖和侵袭（Kowalska et al.，2018）；增加正常乳腺细胞的增殖和乳腺导管形成（Sweeney et al.，2018），并在卵巢颗粒细胞中引发肿瘤相关基因的变化（Zhang et al.，2018）。在小鼠 Leydig 细胞中，ZEN 会干扰增殖和凋亡的平衡，异常调控癌基因和细胞间通信，诱导正常细胞向肿瘤细胞转化（Zheng et al.，2017）。

3）免疫毒性

由于多种免疫细胞上存在雌激素受体，ZEN 可能对其造成损害。ZEN 对肠道免疫、先天性免疫和获得性免疫均有不同程度的影响。ZEN 会改变小鼠肠道中多种抗体、免疫细胞因子如白介素的水平，影响肠道免疫；引起小鼠多个器官的炎症反应，引起非特异性免疫反应并造成器官损伤；改变小鼠、大鼠等动物血清中的抗体如 IgA、IgM 水平，降低淋巴细胞的数量和活力，影响体液免疫和细胞免疫；ZEN 还能导致免疫器官萎缩、衰竭及其他组织病理学变化，诱导明显的免疫反应（Bulgaru et al.，2021）。

4）肝肾毒性

肝脏是 ZEN 的主要代谢器官，易受 ZEN 毒性影响。研究显示，ZEN 会引起大鼠肝损伤，表现为天冬氨酸氨基转移酶和碱性磷酸酶活性增加，血清总蛋白和白蛋白浓度降低（Gao et al.，2018）。此外，肾脏作为重要的排泄器官也会受 ZEN 影响，小鼠肾脏在 ZEN 暴露下可出现内质网应激和细胞凋亡，尿素氮、尿酸、肌酐等指标上升，导致肾小球结构分叶和萎缩（Zhang et al.，2020c）。

5）肠道毒性

ZEN 在哺乳动物体内通过“肝肠循环”进行重要的代谢，肠道中含有多种水解酶和微生物，是 ZEN 代谢的主要部位之一（Rai et al.，2020）。ZEN 会损伤大鼠肠道结构，降低肠道紧密连接蛋白和黏蛋白的表达，增加肠道通透性，引发炎症反应和肠道菌群失调（Zhang et al.，2020b）。研究还发现，ZEN 可增加小鼠肠道拟杆菌属和毛螺菌科的丰度（Tan et al.，2020），同时在猪肠道中增加放线菌门丰度、降低厚壁菌门丰度（Saenz et al.，2021），导致肠道菌群失衡。

3. 伏马毒素

1）器官毒性

FB1 可提高小鼠血清丙氨酸转氨酶、天冬氨酸转氨酶、总唾液酸水平，并诱导肝细胞充血、浸润和巨核细胞增多等现象，表现出肝损伤毒性（Yalcin et al.，

2023）。FB1 暴露可破坏 C57BL/6 雄性小鼠肝脏、肾脏和肺部的抗氧化防御体系，引起多器官毒性（Dassi et al.，2018）。FB1 暴露会导致小鼠卵母细胞减数分裂停滞、纺锤体结构破坏、线粒体功能障碍、氧化应激和细胞凋亡等，影响生殖器官发育和功能（Wang et al.，2021）。FB1 暴露还会损伤小鼠肠道并改变粪便微生物群的多样性和组成，影响肠道功能（Zhang et al.，2021）。

2）致癌性

FB1 在啮齿类动物肝脏中是一种癌症促进剂，它可通过调节脂质的生物合成，促进癌细胞增殖，同时还可抑制正常肝细胞的生长（Riedel et al.，2024）。Hard 等（2001）通过长达两年的实验研究了 F344N 大鼠对 FB1 的致癌性反应，发现剂量在 5～150 mg/kg 的 FB1 会引发雄性大鼠的显著肾脏癌变；当饲料中 FB1 含量为 50 mg/kg 和 150 mg/kg 时，肾小管腺瘤和癌症的发病率显著上升。更为重要的是，FB1 诱导的肾小管癌表现出极为罕见且高度恶性的间变性表型，呈现明显的多形性、高核分裂率及侵袭性生长。Howard 等（2001）在研究中亦发现，50 mg/kg 和 150 mg/kg FB1 剂量组分别有 25%和 50%的大鼠肾癌病例伴有肺转移。此外，该研究还揭示，雌性 B6C3F1 小鼠摄入含 50 mg/kg 和 80 mg/kg FB1 的饲料后，肝脏肿瘤发生率显著上升；雄性 BDIX 大鼠在亚毒性剂量的 FB1 饲喂下，肝结节及肝癌的发生率明显增加，并伴有肾脏及肝脏毒性的其他病理改变。

3）免疫毒性

免疫细胞是 FB1 毒性效应的重要靶标，因此 FB1 摄入会引起免疫毒性，损害免疫系统，降低疫苗保护效力，加剧病原体感染。在小鼠中，FB1 灌胃会导致胸腺细胞凋亡增加，小鼠脾脏质量减少，脾脏中多种免疫细胞因子如白介素–10 和白介素–4 的表达增加，而干扰素-γ 和肿瘤坏死因子（TNFα）的表达减少（Chen et al.，2021）。

2.2.2　斑马鱼模型安全性评价

斑马鱼（*Danio rerio*）是一种原产于印度东部、巴基斯坦、缅甸和孟加拉国的热带鱼类。作为一种优异的脊椎动物模型，斑马鱼在毒理学研究中，尤其是在其早期发育阶段（即胚胎期），得到了广泛应用。其作为安全性评价的体外实验新兴方法之一，较其他模式生物展现出独特优势：

（1）符合“3R”原则：斑马鱼能够替代哺乳动物模型，减少实验中哺乳动物的使用；

（2）基因组高度相似：斑马鱼与人类基因组相似度达 87%，具有与人类相似的毒性反应及信号传导通路，能够有效反映化合物的吸收、分布、代谢与排泄过程；

（3）快速发育：在 28.5℃培养条件下，斑马鱼受精 24h 后大部分器官已基本发育完成，3～4 天即可孵化，生长周期显著短于哺乳动物（表 2.2）；

表 2.2　斑马鱼、大鼠和人类胚胎发育阶段比较（McGrath，2011）

胚胎发育阶段	斑马鱼	大鼠	人类
卵裂期	0～2 hpf	1～2 天	1-5 天
8-细胞期	0.75 hpf	3.5 天	4 天
原肠期	5.25～10 hpf	6～8 天	2～4 周
初始神经胚形成	9 hpf	8 天	22 天
脑室发生	30 hpf	10 天	5～9 周
心叶形成	22 hpf	8 天	16 天
心脏搏动	30 hpf	8 天	22 天
器官形成	24～48 hpf	8～14 天	4～8 周
颅面初步形成	24 hpf	8 天	22 天

注：hpf 表示受精后的小时数。

（4）饲养成本低：斑马鱼体积小、饲养空间需求小、成本低廉，且用药量较少，通常为啮齿动物的 1/1000 至 1/100，便于开展高通量实验；

（5）多种给药方式：实验中可将测试样品溶解于水，通过斑马鱼皮肤和鳃吸收；或在受精 72h 后经口服给药。难溶于水的化合物还可通过卵黄囊、静脉窦或循环系统注射给药，成年斑马鱼则可采用口腔插管方式；

（6）繁殖快速：斑马鱼属卵生动物，约 3 个月即达性成熟，一对斑马鱼每次产卵可达 100～300 枚；

（7）便于观察：胚胎及幼鱼体态透明，无须解剖即可观察器官发育，还可利用转基因鱼系进行实验观察。

目前已有多个标准文件对斑马鱼作为毒理学评价试验动物进行了详细规范，包括国际标准化组织（International Organization for Standardization，ISO）、经济合作与发展组织（Organization for Economic Cooperation and Development，OECD）及中华人民共和国国家标准化管理委员会等先后发布的ISO 15088—2008、OECD 236（2013）、GB/T 13267—1991等20余项化学和环境毒性测试标准（Hou et al.，2023）。

在真菌毒素评价方面，Khezri等（2018）将斑马鱼胚胎暴露于OTA、T-2毒素、DON、ZEN及其代谢物α-玉米赤霉烯醇（α-ZOL）和β-玉米赤霉烯醇（β-ZOL）的环境中，结果显示所有测试毒素均具有毒性，且可导致发育缺陷；除OTA外，其余毒素均会影响孵化时间。同时，OTA、ZEN及其代谢物α-ZOL和β-ZOL均可引起行为异常，表明斑马鱼是一种用于真菌毒素安全性评估的敏感模型。在主要镰刀菌毒素中，DON对斑马鱼的毒性较其细胞毒性更弱，而FB1对斑马鱼和细胞均表现出相似的毒性，ZEN则在斑马鱼模型中的毒性强于其对细胞的影响。

1. 呕吐毒素

斑马鱼模型对DON的敏感性不高，暴露在一定剂量的DON中不会表现出明显的表型，说明其可能不是评价DON毒性的适合模型。但也有研究发现DON暴露（50 μg/mL）会显著改变斑马鱼肠道和肝脏中的基因表达，表明其可能具有肝脏和肠道毒性。该毒性过程涉及RNA剪接、CSF1-CSF1R复合物、MAP激酶活性等生物过程，以及吲哚生物碱的生物合成、人类癌症相关通路、MAPK和Rap1信号传导途径、细胞坏死性凋亡等机制（Yao et al.，2023）。

2. 玉米赤霉烯酮

ZEN暴露会对斑马鱼造成肝损伤，表现为肝脏体积缩小、特异性荧光减弱、天冬氨酸氨基转移酶活性升高、卵黄囊吸收延迟以及脂质积累，进一步诱导抗氧化酶失调和脂质过氧化，破坏葡萄糖醛酸化和氨基酸代谢，从而导致肝毒性（Zhang et al.，2022）。ZEN的暴露还会通过氧化应激引起斑马鱼胚胎发育毒性、遗传毒性和神经毒性，表现为心包水肿、充血、卵黄囊水肿、脊柱弯曲、心率下降等缺陷，且随着浓度增加毒性程度加重；在成年雌性斑马鱼中，ZEN可导致性腺损伤及下丘脑-垂体-性腺轴的基因表达异常，表现为卵巢卵母细胞闭锁、卵母细胞膜脱离、半胱天冬酶caspase-3活性增加及卵黄蛋白原基因显著上调（$P<0.05$）（Muthulakshmi et al., 2018）。

3. 伏马毒素

在FB1毒性研究中，Csenki等（2023）使用斑马鱼胚胎评价FB1及其衍生物*N*-棕榈酰-FB1（*N*-pal-FB1）、5-*O*-棕榈酰-FB1（5-*O*-pal-FB1）和伏马毒素B4（FB4）的毒性作用，其中*N*-pal-FB1毒性最强，其次为5-*O*-pal-FB1、FB4和FB1。FB1暴露还可导致斑马鱼胚胎发育时期明显的肝肾损伤现象。

4. 联合暴露

研究显示，相比单一毒素，ZEN与FB1联合对斑马鱼胚胎产生累加效应，导致多个氧化应激和细胞凋亡相关基因的表达发生改变（Yang et al., 2021）。Rong等（2023）发现ZEN与DON联合处理的毒性作用强于单一处理，显著引发氧化应激和发育毒性，表现为运动时间和心跳减少。Zhou等（2017）研究指出，AFB1 + DON及AFB1 + ZEN均会协同增强斑马鱼毒性，而DON + ZEN表现为拮抗作用。

5. 其他真菌毒素暴露

其他真菌毒素方面，橘青霉素在24 hpf和6 dpf阶段会干扰斑马鱼胚胎神经节形成及运动行为，诱发神经毒性（Tsai et al., 2023）。橘青霉素还会引起斑马鱼心脏毒性，暴露胚胎发生心脏畸形、心包水肿、红细胞积聚，心腔循环不良，心脏尺寸减小，心跳及血流速度显著降低（Zhang et al., 2022）。OTA暴露导致斑马鱼胚胎心脏循环异常、心室缩小、肾小球滤过率下降，表现出心脏与肾脏毒性（Wu et al., 2016），此外OTA还导致非蛋白质巯基（non-protein sulfhydryl group, NPSH）、谷胱甘肽过氧化物酶、谷胱甘肽转移酶、还原酶水平变化，表明其具有神经毒性（Valadas et al., 2021）。

综上，斑马鱼在食品毒理学研究中展现出广泛的应用前景，是真菌毒素毒性快速评价的理想模型。

2.3　靶动物安全性评价

动物饲料的基本成分以粮食为主，因此粮食安全问题直接关系到畜牧业的健康发展。在全球范围内，肉类消费量持续上升，猪肉和鸡肉的需求增长尤为显著。作为肉类消费大国，中国的猪肉产量约占全球总产量的一半，鸡肉产量则约占全球总产量的 1/7 以及亚洲总产量的 1/3。然而，真菌毒素的广泛存在严重威胁畜禽产业的发展，不仅影响我国肉类食品及相关副产品的产量，还对食品安全和公众健康构成潜在危害。因此，针对真菌毒素的靶动物安全性评价显得尤为必要。以下将以我国粮食及饲料中主要存在的几种镰刀菌毒素为例，对其相关研究进行汇总与分析。

2.3.1　脱氧雪腐镰刀菌烯醇

DON 具有较强的化学稳定性，能够耐受高温及强酸环境，因此在大多数加工过程中不会被破坏。DON 对各类动物均具有一定毒性作用，其中猪对 DON 最为敏感。近年来，DON 污染的发生率不断上升，对全球养猪业造成了严重影响。

1. 发育毒性

长期饲喂 DON 污染的饲料，会显著影响猪和肉鸡的生长性能，主要表现为采食量和生长速度下降。本团队前期研究表明，5 mg/kg 的 DON 可显著影响肉鸡生长期的净增重（下降 20%左右），影响程度随 DON 含量的增加而增加，10 mg/kg 的 DON 可导致肉鸡生长期的净增重下降 34%左右。当猪摄入高剂量 DON 污染的饲料时，也表现出类似结果，10 mg/kg 的 DON 可导致猪生长期的净增重下降超过 50%，说明生长期猪对 DON 的高敏感性（Jia et al. 2023）。

2. 肠道毒性

肠道是 DON 的主要靶器官，肠上皮细胞是其首要攻击目标。在肉鸡饲料中添加 DON，饲喂 21 天后，肉鸡十二指肠的绒毛/隐窝比降低；至 42 天时，空肠的绒毛/隐窝比也出现降低，但回肠结构则未见明显变化（Wu et al., 2018）；饲喂 8 周，会导致空肠绒毛/隐窝比显著降低。在白猪中也存在相同现象（Jia et al., 2023），DON 处理后，猪空肠绒毛长度明显缩短，隐窝深度明显增加，绒毛/隐窝比明显降低。DON 作用还会导致肠道紧密连接蛋白变化，影响肠道屏障及功能。除肠道结构外，DON 还会降低猪和肉鸡肠道微生物的多样性，导致厚壁菌门丰度增加，拟杆菌门和变形菌门的丰度减少，进而影响多种生理功能。

3. 免疫毒性

DON 会在猪的多个组织和器官中诱导免疫反应。在猪肠道上皮细胞中，DON 可引发炎症反应，显著提高白介素 1β、白介素-6 及肿瘤坏死因子-α 等多种细胞因子的水平（Kang et al.，2019）。DON 会降低猪脾淋巴细胞的抗氧化能力，引发氧化损伤，进而减少线粒体融合蛋白的表达并促进线粒体自噬，导致淋巴细胞死亡（Ren et al.，2020）。

4. 内脏器官毒性

动物在摄入 DON 污染的饲料后，DON 会被吸收并在肝脏中代谢，进一步通过肠道、肾脏等部位排出体外，并对多种内脏器官产生毒性作用。本团队前期研究发现饲喂含 10 mg/kg DON 的饲料会导致猪和肉鸡肝脏和肾脏质量降低及器官损伤，如炎症反应等（Jia et al.，2023）。DON 还会导致肝小叶周围结缔组织增厚、肝窦扩张、肝细胞内铁积累增加及内质网损伤（Skiepko et al.，2020）。DON 对牛肾上皮细胞也有抑制作用，可引起细胞死亡，抑制细胞代谢及蛋白质合成（Bailey et al.，2019）。在仔猪中，DON 还会导致肾脏线粒体结构异常及功能障碍，诱发线粒体自噬，最终引发肾损伤（Ma et al.，2022）。

5. 生殖器官毒性

DON 具有明显的生殖毒性，可抑制生殖细胞增殖和成熟，诱导生殖细胞死亡，降低生育能力。DON 还会破坏猪卵巢的结构，使卵母细胞和颗粒细胞变性，出现间质水肿及固缩细胞现象，导致卵泡数量和质量下降，影响雌性生殖功能（Gerez et al.，2017）。此外，Yang 等（2020）发现 DON 会诱导猪卵巢颗粒细胞形态学改变及细胞凋亡，抑制细胞增殖。Cao 等（2021）的研究表明，DON 与 ZEN 联合作用会破坏猪睾丸支持细胞结构，导致线粒体膜电位下降，并引发细胞周期阻滞及氧化应激反应。

6. 神经毒性

长期饲喂含有 DON 的饲料（1.3～2.2 mg/kg）60 天后，仔猪海马细胞的超微结构受到破坏，大脑皮层、小脑及海马区域的氧化损伤加剧。去甲肾上腺素及 5-羟色胺浓度升高，而多巴胺和 γ-氨基丁酸浓度降低，表明仔猪的神经系统受到损害（Wang et al.，2020）。

2.3.2　玉米赤霉烯酮

ZEN 具有较强的非极性和脂溶性，进入动物体内后，通过代谢转化，随血液循环分布至各个器官，产生雌激素样效应、诱导细胞凋亡和引起氧化损伤，从而导致子宫、肾脏、肝脏和睾丸等器官病变（图 2.1）。

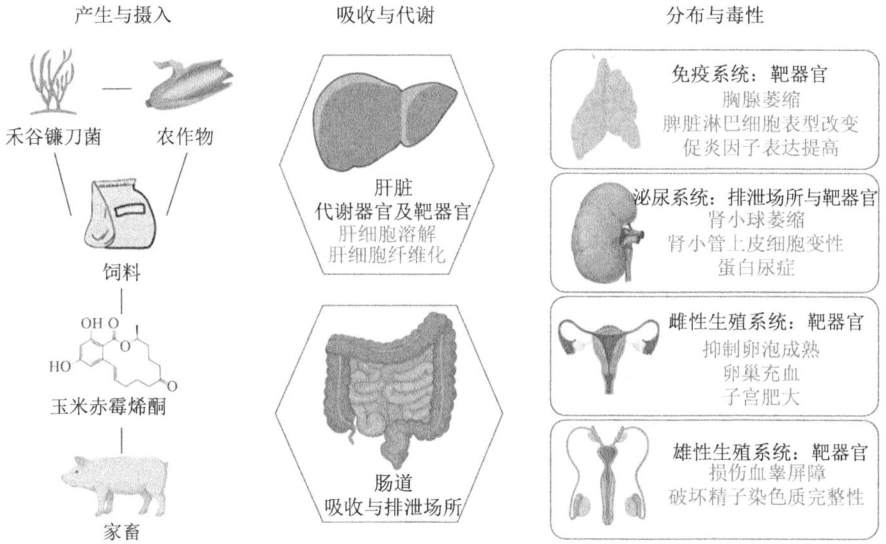

图 2.1　ZEN 在动物体内的代谢和毒性（邓子锋等，2023）

1. 生殖毒性

ZEN 的杂环酚羟基结构与雌激素相似，因而可引发类雌激素效应，导致性激素紊乱，进而引起动物生殖器官病变，对生殖系统造成损害。ZEN 会导致多种生殖器官异常，如乳头、子宫和卵巢增大，外阴肿胀及阴道脱垂等，发育期的母猪对此最为敏感。Su 等（2018）的研究表明，饲喂含 1.0 mg/kg ZEN 的饲料后，仔猪出现外阴畸形，并且雌二醇、促黄体生成素和促卵泡激素等激素水平紊乱。Gao 等（2022）发现，ZEN 通过上调妊娠期母猪子宫内膜细胞中的干扰素，促进细胞自噬，进而影响胚胎附着。张伟伦等（2021）等的研究表明，ZEN 导致蛋鸡卵巢间质细胞出现液泡化，卵母细胞萎缩，卵巢皮质充血、出血，卵泡膜内膜分离等病理变化。此外，ZEN 还可通过类雌激素效应对雄性动物造成损害。杨美璐等（2019）发现，公猪在 ZEN 中毒后会出现“雌性化症状”，如睾丸萎缩、包皮水肿及乳头肿大等现象。

2. 免疫毒性

免疫系统由免疫器官、免疫细胞和免疫分子共同组成，而大多数免疫细胞的表面均存在雌激素受体，容易受到 ZEN 影响，ZEN 对先天免疫和获得性免疫均有影响。在体内，低剂量的 ZEN 即可诱导猪肠道细胞凋亡，降低回肠派尔斑块淋巴细胞数量，降低青春期前后备母猪回肠中 CD21+淋巴细胞的百分比；ZEN 对免疫系统的作用与器官有关，在仔猪中，ZEN 会导致脾脏和血液中多种促炎性细胞因子如肿瘤坏死因子 TNF-α，白介素 IL-6、白介素 IL-8 和白介素 IL-1β 等的基因表达，而在肝脏中 ZEN 会显著降低这些细胞因子的表达；在体外，ZEN 也会改变猪上皮细胞（IPEC-1）中肿瘤坏死因子 TNF-α、白介素 IL-1β 和白介素 IL-8 等含量，但这取决于 ZEN 的含量（Bulgaru et al.，2021）。

3. 内脏器官毒性

肝脏是动物的重要代谢器官，ZEN 主要在肝脏中进行代谢，因此肝脏是 ZEN 的重要靶器官之一。饲喂被 ZEN 污染的饲料会导致母猪肝脏发生变化，包括肝窦扩张、肝糖原变化、肝细胞中铁积累增加、内质网组织的变化等，导致肝损伤的发生（Skiepko et al.，2020）。Reddy 等（2018）发现，饲喂含 0.8 mg/kg ZEN 日粮 4 周的猪出现严重的肾小球萎缩症状。

2.3.3　伏马毒素

1. 内脏器官毒性

Yu 等的前期研究（Yu et al.，2020b）发现不同剂量 FB1 处理人源胃上皮细胞 GES-1 后，会导致胃上皮细胞活性显著降低，细胞膜通透性升高，且毒性作用随着暴露剂量和时间的增加呈递增趋势；FB1 还会导致 GES-1 细胞发生死亡，扰乱鞘脂代谢并增加内质网膜应激反应标志物的表达，并激活下游信号通路导致胃肠道损伤。饲喂肉鸡含 FB1 的饲料会导致肉鸡生长迟缓，多个内脏器官如肝脏、睾丸质量变化，改变谷丙转氨酶含量，影响肉鸡的正常发育、消化能力等。此外，FB1 还会扰乱肠道菌群，改变厚壁菌门和变形菌门丰度，影响肠道健康（Yu et al., 2022）。

2. 神经毒性

脑是 FB1 毒性的靶器官之一，FB1 可穿过血脑屏障，主要对马造成损害（Chen et al., 2021）。FB1 可导致马脑白质软化症、马脑白质瘤，表现出神经中毒症状，如后肢和躯干出现共济失调、抑郁、高血压和间歇性痴呆等现象，部分甚至出现视神经功能异常。FB1 也可导致猪大脑皮层空泡，脑膜下神经元和胶质细胞溶解、脑膜水肿和充血；导致肉牛视神经变性、失明和急性髓鞘水肿；导致鲤鱼神经细胞变性、坏死和脑水肿。

3. 免疫毒性

FB1 可诱导靶动物的免疫毒性，降低或抑制免疫功能，从而对动物的免疫系统造成破坏，降低疫苗的有效性，增加动物患传染病的概率。在禽类中，FB1 可显著降低脾细胞活性，降低巨噬细胞的趋化性和吞噬能力；在猪中，FB1 会显著降低猪淋巴细胞、巨噬细胞的细胞活性和能力，导致断奶仔猪白细胞介素-4 表达降低和干扰素-γ 合成增加。此外，FB1 还会干扰动物疫苗接种过程中的特异性免疫反应，如降低仔猪血清中特异性抗体的水平、降低抗体滴度、干扰疫苗接种过程中的体液免疫反应等，最终引起免疫毒性（Chen et al., 2021）。

4. 生殖毒性

动物饲料中 FB1 含量较高时，尽管对睾丸和附睾的质量和体积无明显影响，但可显著影响雄性动物的精子质量，导致精子活力和运动能力下降，以及精子体积和形态的异常。FB1 还会影响雌性的生殖能力，例如通过影响颗粒细胞的增殖能力间接影响卵母细胞的存活率，改变鞘脂代谢从而影响孕酮的产生，最终诱发生殖毒性。此外，FB1 暴露可降低猪颗粒细胞中的线粒体色素酶，进一步引发生殖毒性（Chen et al.，2021）。

2.4　外暴露风险评估

在整个食品价值链中，真菌毒素的产生通常发生在农业生产的初期阶段。联合国粮食及农业组织（Food and Agriculture Organization of the United Nations，FAO）数据显示，全球约有25%的粮食受到真菌毒素污染，造成了全球范围内的田间和产后重大损失。真菌毒素污染已被欧盟食品与饲料快速预警系统（RASFF）列为最高风险之一。真菌毒素不仅直接影响农作物的收成、生产的经济效益、动物健康及产品安全，更对人类健康构成严重威胁。例如，黄曲霉毒素已被确定为强致癌物，长期摄入可能导致肝脏损伤及其他慢性疾病。此外，真菌毒素还可能引起免疫系统功能下降、神经系统损伤和内分泌失调等健康问题。因此，对小麦、玉米、稻米等粮食作物中真菌毒素的污染进行监测和风险评估尤为重要。

2.4.1　真菌毒素风险评估的过程

真菌毒素的风险评估主要包括危害识别、危害特征描述、暴露评估及风险特征描述等步骤。

1. 真菌毒素的危害识别

真菌毒素的危害识别涉及其在生物体内的吸收、分布、代谢和排泄过程研究，以及对动物的毒性效应的评价，包括急性、亚急性、亚慢性及慢性毒性，同时也关注其致畸、致突变和致癌作用。此外，还需评估真菌毒素对人类健康的潜在影响，探讨其与人类原发性或继发性疾病的关联。

2. 真菌毒素的危害特征描述

真菌毒素的危害特征描述主要综述已有健康指导值的真菌毒素，汇总国际及各国风险评估机构对真菌毒素制定的限量标准及健康指导值。对于致癌真菌毒素如黄曲霉毒素，并无可接受的每日允许摄入量（acceptable daily intake，ADI）。例如，食品添加剂联合专家委员会（Joint FAO/WHO Expert Committee on Food

Additives，JECFA）已针对常见的非致癌真菌毒素制定了每日可耐受摄入量（tolerable daily intake，TDI），若每日估计摄入量低于该毒素的TDI，则视为风险可控。JECFA对部分毒素的暂定每日最大摄入量（provisional maximum tolerable daily intake，PMTDI）包括：DON及其乙酰化产物为1000 ng/（kg bw·d），NIV为1200 ng/（kg bw·d），T-2和HT-2均为100 ng/（kg bw·d），ZEN为250 ng/（kg bw·d），FBs为2000 ng/（kg bw·d），OTA为17 ng/（kg bw·d）。然而，某些“新兴真菌毒素”如链格孢毒素（*Alternaria* toxins），尚无健康指导值。

3. 暴露评估

真菌毒素的暴露评估可通过外暴露评估和内暴露评估来完成。外暴露评估即传统膳食暴露评估，结合食物消费量与毒素污染数据，计算可能的每日摄入量（probable daily intake，PDI）。内暴露评估则通过尿液、血液等生物标志物的数据，将生物样本中真菌毒素浓度转化为PDI。在风险表征时，应将每日摄入量与参考剂量比较，以评估健康风险。

4. 风险特征描述

风险特征描述将人群的暴露水平与健康指导值对比，评估一般人群、特殊人群（高暴露及易感人群）或不同地区人群的健康风险。

2.4.2 国内外粮食作物中真菌毒素外暴露风险评估研究现状

1. 稻米中真菌毒素的污染监测和暴露评估

稻米是全球约75%人口的重要主食之一，其作为主要粮食作物对人们的饮食安全具有重要意义。然而，稻米在种植、储存和加工等环节中易受到真菌毒素污染，因此，稻米的真菌毒素污染监测与风险评估成为研究的热点。近年来，众多文献系统报道了稻米中真菌毒素的污染特征及其人群暴露情况。

1）国外稻米中真菌毒素暴露评估研究进展

在一项对巴基斯坦旁遮普省北部和南部地区居民大米消费品中真菌毒素膳食暴露的研究中，Majeed等（2018）发现巴基斯坦人群面临多种真菌毒素的暴露风险。其中，DON在42%的样品中检出，ZEN在8%的样品中存在。此外，OTA

在 6%的样品中检出，浓度范围为 2.5～11 μg/kg。

另一项关于巴拿马稻米样本中 AFs、OTA 和 ZEN 污染情况的研究（Troestch et al.，2022）显示，所有样本均检出至少一种真菌毒素。其中，ZEN 检出率最高，为 90.91%，污染中值为 440.14 μg/kg；其次是 AFB1，检出率 27.27%；AFG1 检出率 18.18%；AFB2 和 OTA 检出率均为 9.09%。AFG2 在所有样本中均未检出。值得注意的是，ZEN 的最高浓度达 1639.24 μg/ kg。

在肯尼亚对稻米中多种真菌毒素的检测研究（Mutiga et al.，2021）中，采用超高效液相色谱-串联质谱（UPLC-MS/MS）分析了样本中 AFs、CIT、FBs、OTA 等多种毒素。结果显示，样本中普遍存在多种真菌毒素的混合污染，其中 3.5%的样品同时含有 6 种毒素。此外，111 个样本（占 55%）检出至少 3 种毒素；66 个样本（占 33%）含 4 种毒素；27 个样本（占 13.5%）含 5 种毒素。这些结果表明，稻米的多种真菌毒素混合污染问题普遍存在，可能对消费者健康构成潜在威胁，亟需关注。

伊朗的一项研究（Taghizadeh et al.，2020）对食用大米中真菌毒素（AFB1、赭曲霉毒素、DON 和 T-2 毒素）的污染情况进行了监测。结果显示，AFB1 的检出率最高，达 75%；而 T-2 毒素的平均污染水平最高，为 13.0 μg/kg。

2）国内稻米中真菌毒素暴露评估研究进展

在陕西省谷物及其制品的真菌毒素污染调查中（胡佳薇等，2017），DON 及其衍生物 3-ADON 和 15-ADON 在大米样本中的检出率居首，成为主要污染物。然而，与玉米和小麦相比，大米受到的真菌毒素污染相对较轻。

在 2019 年云南省市售散装大米的真菌毒素污染状况调查中（李文廷等，2021），发现云南省市售散装大米存在多种真菌毒素污染，但污染水平较低。主要检出的真菌毒素为 AFB1、FB1 和 ZEN，其中昭通市、普洱市、怒江傈僳族自治州等地采集的市售散装大米均受到不同程度污染。在 90 份大米样品中，AFB1 的检出率为 13.33%，其中有 9 份样品超出 GB 2761—2017《食品安全国家标准 食品中真菌毒素限量》规定的 10 μg/kg，超标率为 10%，其他真菌毒素均未超过限量标准。此外，本次调查中 HT-2 毒素的暴露量为 0.0836 μg/（kg bw · d），超过 JECFA 规定的 PMTDI 0.06 μg/（kg bw · d）。云南省市售大米的总体真菌毒素污染水平虽低，但仍存在一定健康风险。研究表明，不同包装方式的稻米在 16 种真菌毒素的暴露情况上存在差异，尤其是黄曲霉毒素污染水平较高。此外，云南省的气候条件可能导致不同年份之间的真菌毒素污染水平出现波动。

对四川省稻米中 12 种真菌毒素污染状况的研究（杨晓冬等，2023）表明，在 20 份大米样品中，真菌毒素检出率从高到低依次为 ZEN（25.0%）、AF（5.0%）和交链孢毒素（5.0%）。其中，AFB1 在 1 份样品中的浓度为 0.62 μg/kg，未检出 DON 及其衍生物、OTA 和 FB，仅在少数样品中检出 AME 和 TeA。总体而言，稻米的真菌毒素污染水平低于玉米粉/糁和薏米。

2019～2020 年，河南省开展了大米样品中 7 类真菌毒素的污染调查（张欣烨等，2021）。结果显示，大米样本中共检出 7 种真菌毒素：AFB1、AFB2、FB1、FB2、FB3、ZEN 和 DON。其中以 DON 的检出率和污染含量最高，FB3 的检出中值最高。进一步分析表明，河南省 17 个市的 221 份谷类样品总体真菌毒素检出率为 53.4%，未发现超标样品。

2018～2019 年，深圳市食品市场采集了 160 份大米及米粉样品（曾宪冬等，2020），并利用同位素稀释液相色谱串联质谱法进行了检测。结果显示，共 42 份样本中检出 AFB1、FB1、FB2 和 ZEN 中的一种或多种真菌毒素，但所有检出真菌毒素的含量均较低，未超出相关限量标准，表明深圳市市售大米及米粉整体污染程度较低，未构成重大食品安全风险。为确保食品安全，对于个别污染问题仍需持续监测。

2. 玉米及其制品中真菌毒素的污染监测和暴露情况

玉米原产于中美洲和南美洲，因其营养丰富，被广泛认为是一种优质的粮食作物。作为重要的粮食来源，玉米中的真菌毒素污染问题和风险评估已引起广泛关注。

1）国外玉米及其制品中真菌毒素暴露评估研究进展

在美国，玉米用于牲畜饲料的主要能量来源，易受真菌污染，尤其是曲霉毒素和镰刀霉属真菌的侵害。在 2013 年至 2019 年间对美国新收获的玉米籽粒和青贮饲料进行的 7 年调查（Weaver et al.，2021）共收集了 711 份谷物样品和 1117 份青贮饲料样品，并分析了 35 种真菌毒素的污染情况。调查结果显示，玉米谷物和青贮饲料样品中广泛存在多种真菌毒素，单个样品中真菌毒素数量从 0 至 13 种不等，谷物和青贮饲料样本的平均毒素种类数分别为 4.8 种和 5.2 种。镰刀菌酸（FA）的阳性检出率最高，谷物和青贮饲料中的检出率分别为 78.1%和 93.8%；其次为 DON，谷物和青贮饲料中的检出率分别为 75.7%和 88.2%。FB1、FB2 及 15-ADON 等真菌毒素也有较高的检出率。研究还表明，FA 与 DON 的混合污染较为普遍，两者在谷物和青贮饲料中的共同检出率分别为 59.1%和 82.7%。尽管多数样品的真菌毒素浓度较低，但仍有 1.6%的谷物和 7.9%的青贮饲料样品中 DON 浓度超过 5000 μg/kg，9.6%的谷物样品和 3.9%的青贮饲料样品中 FB1 浓度超过 10000 μg/kg。研究指出，玉米粒和青贮饲料中多种真菌毒素的混合污染问题常见，部分毒素如 FA 和 15-ADON 在常规检测中容易被忽略，因此在制定管理方案时应充分考虑多毒素的联合评估。

在以色列，对玉米青贮饲料中真菌毒素暴露情况的研究（Shimshoni et al.，2013）表明，在 23 种真菌毒素中，镰刀菌毒素的检出率最高，且超过 80%的样品检出镰刀菌酸、伏马菌素和玉米赤霉烯酮毒素。值得注意的是，欧盟监管的常规真菌毒素（如 AFB1、赭曲霉毒素、T-2 毒素等）未在样品中检出，表明以色列玉米青贮饲料中广泛存在多种非传统真菌毒素的污染。

2）国内玉米及其制品中真菌毒素暴露评估研究进展

在山东省的监测研究（Jiang et al.，2019）中，玉米食品中最常见的真菌毒素为 DON（96.7%）和 FB1（94.4%），其平均污染水平分别为 65.24 μg/kg 和 128.2 μg/kg。以玉米为原料的食品中，薄玉米煎饼的污染最严重（886.7 μg/kg），其次为窝头（143.7 μg/kg）、玉米饼（135.4 μg/kg）和馒头（63.73 μg/kg）。估算每日膳食摄入量表明，FB1 和 DON 的暴露量均低于 JECFA 规定的 TDI，即 2 μg/（kg bw · d）和 1 μg/（kg bw · d）。

2022 年对四川省三地（南充市、广安市和遂宁市）谷物及其制品的真菌毒素污染现状进行调查（杨晓冬等，2023），发现玉米粉/糁的主要污染物为 15-ADON、AME 和 TeA。真菌毒素的检出率依次为链格孢毒素（33.33%）、FB1（30.56%）、DON 及其衍生物（27.78%），而 OTA、ZEN 和 AF 未被检出。链格孢毒素中 AME 的检出率（25.00%）高于 TeA（11.11%）。

在云南昭通地区（彭毅，2023）对新收获玉米的真菌毒素监测表明，71 份样品中，29 份检出真菌毒素但均未超标，其中 DON 的检出率最高。盐津县、巧家县和水富市的样品中检测出多种真菌毒素，DON 和 ZEN 的污染较为普遍。

针对我国市售玉米及其制品的监测（Yang et al.，2019）表明，在 576 个样品中，DON 检出率最高（63%），其次为 FB1（57%）和 ZEN（46%）。78%的样品被至少一种真菌毒素污染，其中 60%的样品检出两种或以上的真菌毒素，存在多达七种真菌毒素组合。风险评估显示，玉米及其制品对成年人群的个体毒素摄入风险较低，但多毒素的联合暴露可能增加每日摄入量的风险，需引起特别关注。

3. 小麦及其制品中真菌毒素的污染监测和暴露情况

小麦（*Triticum aestivum* L.）隶属于禾本科小麦属，是一年生或越年生草本植物。经过漫长的发展历史，小麦现已成为全球分布最广、种植面积最大、总产量位居第二、贸易额最高的粮食作物之一，并因其卓越的营养价值受到广泛认可。然而，小麦亦是最易受真菌毒素污染的粮食作物之一。基于其农业生产中的重要地位，小麦中真菌毒素污染的研究与风险评估备受关注，并在国际和国内均展开了深入探讨。

1）国外小麦及其制品中真菌毒素暴露评估研究进展

在突尼斯，研究表明（Jedidi et al.，2021），小麦及大麦样本中 FBs 污染较为普遍，小麦样本的检出率为 20.83%，大麦样本的检出率则高达 40%，且部分污染水平已超出欧洲限值。与此同时，小麦与大麦样本中的 ZEN、DON、NIV、T-2 毒素和 HT-2 毒素的含量相对较低。

在巴西，对 13 个城市内不同面包店的小麦样品进行检测（Lanza et al.，2019），结果显示所有样品中均检出 DON，浓度范围为 76.7～3630.2 μg/kg。其他毒素如 AFB1、AFB2、AFG1、AFG2、DAS、HT-2 毒素、OTA、FB1 及 FB2 则未被检测到。此外，另一项针对巴西 200 份小麦粉样品的多真菌毒素分析（Dos Santos et al.，2021）表明，DON 的检出率达 100%，污染水平范围为 53～2905 μg/kg，ZEN 的检出率为 51%，多种样品中存在 2～3 种真菌毒素的混合污染现象。

在尼日利亚，一项研究（Egbontan et al.，2017）对当地小麦样本中的镰刀菌毒素污染情况进行了系统分析，发现 DON 的检出率高达 100%，且 36%的样本污染水平超出欧盟限值（750 μg/kg），其中最高值为 2560 μg/kg。

2）国内小麦及其制品中真菌毒素暴露评估研究进展

国内一项研究（Zhang et al.，2019）对市售全麦面粉和精制小麦粉中的 9 种镰刀菌毒素进行了监测，结果显示全麦面粉的混合污染率显著高于精制小麦粉。面粉中检出的主要毒素包括 DON、3-ADON、15-ADON 和 ZEN，而 α-ZOL、β-ZOL、ZAN、α-ZAL 和 β-ZAL 未被检出。

2021 年在我国八个省份开展的小麦真菌毒素暴露研究（Ji et al.，2023）指出，每份样品中至少含有一种真菌毒素，检出率从 7.1%到 100%不等，污染水平在 1.11～921.8 μg/kg 之间，以 DON 和 TeA 的检出率和污染浓度最高。研究还发现 99.7%的样品中检出多种毒素共存。

2019 年针对我国四省小麦的真菌毒素检测表明（赵柬云等，2021），DON 是主要污染毒素，且常与其衍生物 3-ADON 和 15-ADON 共存形成混合污染。来自河南、河北、安徽和山东四省的 289 份样品中，59.9%的样品存在两种或以上的真菌毒素混合污染，且 DON 及其衍生物 15-ADON 和 3-ADON 为常见的组合。

针对上海市售的 299 种小麦粉的研究（Zhou et al.，2022）显示，小麦粉中真菌毒素的检出率为 0.7%～74.9%，平均污染水平在 0.2～57.6 μg/kg 之间，镰刀菌和链格孢毒素的混合污染率高达 98.1%。此外，有机面粉中 DON、ZEN、AME 和 OTA 的污染水平相对高于传统面粉，并且在 97.5%的样本中检出至少两种真菌毒素（徐安琪等，2024）。

2022 年针对山东省市售小麦粉的监测结果显示，DON 的检出率最高，达到 92.31%；其次为 ZEN（3.08%）；其余毒素的检出率较低，且所有样品均未超过相关标准。这些研究结果为制定更加全面的真菌毒素监测及控制策略提供了科学依据，并揭示出小麦及其制品在生产和消费链中的污染风险。

2.4.3　国内外杂粮中真菌毒素外暴露风险评估研究现状

在我国，小麦和大米是主要主粮，其中小麦中的 DON 污染尤其突出。除小麦外，许多其他禾本科作物如玉米、大麦、燕麦、全麦、黑麦、薏米等也常受到禾谷镰刀菌的侵染。此外，杂粮是指除大米和小麦等主粮之外的其他常见粮豆类作物，包括薏米、燕麦、荞麦、高粱、大麦、黑麦、红豆、绿豆等。因其富含膳食纤维、低血糖指数及高营养价值，杂粮逐渐被纳入人们的日常饮食，以满足对健康饮食的需求。数据显示，25.8%的调查者每周消费粗粮 1～4 次，且粗粮摄入量每增加 100 g，糖尿病和缺血性中风的发病率分别降低 14%和 13%。

杂粮产业的快速发展反映了近年来人们对营养全面、均衡膳食的追求。过去十年间，杂粮的消费人群及食用量显著增加。2014～2018 年间，我国平均杂粮需求量达 2500 万 t，其中高粱需求量最高，为 410.3 万 t，燕麦、谷子和荞麦的需求量分别为 88.1 万 t、87.9 万 t 和 68.2 万 t。2010～2012 年间，我国成年人的杂粮日均摄入量仅为男性 13.9 g、女性 14.6 g，而到 2015 年，杂粮消费率已达 39.9%，人均摄入量上升至（21.7 ± 42.14）g/d，其中 13.1%的居民达到了《中国居民膳食指南（2022）》推荐的最低摄入标准。未来，随着经济和社会的发展，人们对生活品质和合理膳食的意识将进一步提升，杂粮消费量也将继续增加，因此对其营养价值的开发与食品安全保障尤为重要。

然而，许多粗粮也容易受到禾谷镰刀菌的侵染，粗粮中的 DON 污染尤为值得关注。当前对谷物及其制品的风险评估存在覆盖面不足和单一性等局限，对多种谷物的风险评估和比较尚不充分，尤其缺乏对不同粗粮的系统性评估和比较。

1. 国内外杂粮中真菌毒素暴露评估研究进展

1）国外杂粮中真菌毒素暴露评估研究进展

韩国的一项对小米、高粱和其他谷物中 13 种真菌毒素暴露情况的研究（Kim et al.，2017）显示，由镰刀菌产生的毒素的检出率普遍高于其他毒素。其中，高粱中伏马毒素的检出率最高，FB1 和 FB2 的检出率分别为 95%和 89%，高粱中 ZEN 的最高值为 313.0 μg/kg。

在荷兰和越南，一项研究（Liao et al.，2023）对当地薏米中的 6 种真菌毒素的污染情况进行了分析。荷兰的样品中无真菌毒素检出。越南的样品中检出了 AFB1、AFG1 和 ZEN，浓度分别为 33.12 μg/kg、28.81 μg/kg 和 2721.87 μg/kg，其 AFB1、总 AFs 和 ZEN 的含量均超出了《中华人民共和国药典》（2020 年版）中的最大残留限量（分别为 5 μg/kg、10 μg/kg 和 500 μg/kg）。

在科特迪瓦的阿比让，对来自 2 个城市的 40 份小米样品中的 ZEN 进行检测（Kpan et al.，2023），发现检出率为 100%，浓度范围为 10.22～515.59 μg/kg，其中 70%的样品的污染水平超出了欧盟限值（100 μg/kg）。

2）国内杂粮中真菌毒素暴露评估研究进展

2021～2022 年，对我国陕西省榆林市的 2 种小杂粮进行研究（贺亚如等，

2024），发现在选取的 60 批次小米和 16 批次高粱米中，AFB1 的污染水平较低，只在 1 批次小米中有检出，浓度为 0.284 μg/kg。

2021～2022 年在上海的一项研究表明（Zhu et al.，2024），市售的 78 份黄豆样本中，DON 和 OTA 的检出率最高，分别为 75.64%和 66.67%。污染水平较高的是 ZEN，最高值为 1505.48 μg/kg，存在超标的情况。样本中真菌毒素共存的数量从 2 种到 6 种不等，其中 OTA + DON 是最为常见的类型。

Liu 等（2024）对福建的 60 份薏米样品进行检测，结果表明所有样品都检出了 8～15 种真菌毒素，最多见的是 13 种毒素共存。NIV 和 BEA 在所有样品中均有检出，ZEN 和 FB1 的检出率也超过了 90%。AFB2、AFG1、AFG2、3-ADON、15-ADON 和 TEN 未检出。

2. 杂粮中脱氧雪腐镰刀菌烯醇及其隐蔽型毒素风险评估

2023 年，本团队在上海市收集了 165 份杂粮样品，样品种类包括薏米、燕麦、绿豆、小米、红豆、糯米、荞麦、高粱、玉米、黑米、黄豆、黑豆。分析结果显示，不同杂粮种类中 DON、15-ADON 和 D3G 污染水平存在显著性差异（Kruskal-Wallis 检验，$P<0.05$），而 3-ADON 无显著差异。在各类杂粮中，DON 的平均污染水平由高到低依次为：黑豆（133.5 μg/kg）＞黄豆（128.7 μg/kg）＞黑米（122.1 μg/kg）＞玉米（113.9 μg/kg）＞高粱=荞麦（105.7 μg/kg）＞糯米（103.3 μg/kg）＞红豆（101.1 μg/kg）＞小米（96.1 μg/kg）＞绿豆（95.0 μg/kg）＞燕麦（83.6 μg/kg）＞薏米（20.6 μg/kg）。在饮食结构上，玉米在一些国家（如墨西哥）被视为主粮，玉米中的 15-ADON 和 D3G 的平均污染水平显著高于其他杂粮。

点评估显示，杂粮的每日估计摄入量（EDI）均小于 1 μg/（kg bw · d），说明五类人群摄入杂粮无慢性 DONs 暴露风险。相比模型评估，点评估稍显保守。通常情况下，P99 用于指示急性毒性暴露风险。模型评估结果表明，五类人群均无急性 DONs 暴露风险，与点评估结果一致。整体来看，不同人群摄入杂粮无 DONs 暴露风险。然而，对于以杂粮为主的高消费量人群及特殊人群（如孕妇、婴幼儿），其健康风险仍需特别关注。点评估与模型评估均表明不同人群摄入杂粮并无 DONs 暴露风险，但考虑到真菌毒素的共存特性，建立多种真菌毒素联合评估模型对高消费量人群和特殊人群的健康保护仍具有重要意义。

2.4.4　国内外啤酒中真菌毒素风险评估研究现状

啤酒是全球消费量最大的酒精饮料之一，2020 年，全球啤酒消费量达到 1.775 亿千升。自 2003 年以来，中国已连续 18 年稳居全球啤酒消费之首，截至 2020 年，中国啤酒消费量达 3608.8 万升，占全球市场份额的 20.3%。作为一种易受污染的饮品，啤酒原料极易受到霉菌毒素的侵害。这种污染通常源于有毒的田间真菌感染，如曲霉、镰刀菌、青霉和交替孢霉属，导致多种霉菌毒素可能共同存在于啤酒中。这不仅造成严重的经济损失，还对人类和动物健康构成长期威胁，甚至可能引发重大食品安全事件。

啤酒主要以谷物为原料，包括大麦、小麦、啤酒花和酵母等。在谷物生长和加工过程中，它们极易受到产毒真菌的污染，如镰刀菌、曲霉、链格孢菌和青霉等。在适宜的温湿条件下，这些真菌可生成霉菌毒素，尤其链格孢菌在低温下的生长能力较强，甚至在冷藏储存或运输中也可能产生污染。为了防止霉菌在贮存期间生长，采收后的谷物应立即干燥至水分含量为 13%～14%。尽管制麦和酿造过程中部分霉菌毒素会被破坏，但加工形成的或残留的毒素仍可能进入最终的啤酒产品中。因此，啤酒有可能同时受到一种以上霉菌毒素的污染。霉菌毒素污染在啤酒酿造的各个阶段（包括大麦接收、发芽、糖化、发酵、成熟和稳定）都有发生的风险。这些毒素具有较高的热稳定性，且易溶于水，使得它们可以从谷物转移到成品啤酒中。此外，在酿造过程中，一些霉菌毒素还可代谢转化为其他有毒物质。常见的啤酒真菌毒素污染物主要包括 DON、3-ADON、15-ADON、NIV、D3G 等。

1. 国内外啤酒中真菌毒素暴露评估研究进展

1）国外啤酒中真菌毒素暴露评估研究进展

在一项对采自 42 个国家的 1000 份啤酒的研究（Peters et al.，2017）中，检出率最高的真菌毒素是 DON（最高值为 412 μg/kg），其次是其衍生物 D3G（浓度范围为 4～619 μg/kg），且存在 DON 和 D3G 共污染的样品多达 406 份。

Scheibenzuber 等（2021）对德国的 50 份不同类型啤酒中的链格孢毒素进行

检测，发现 TeA 的检出率高达 96%，污染范围为 0.69～16.5 μg/kg。

2022 年，在捷克出产的 37 份啤酒中（Martiník et al.，2023），单端孢霉烯族毒素的污染水平较高，其中 DON、3-AcDON、T-2 和 HT-2 在所有样品中均检出，污染水平为 0.05～16.2 μg/kg，而 AFG2、α-ZAL、β-ZAL 和 α-ZEL 等没有被检出。

2）国内啤酒中真菌毒素暴露评估研究进展

Wu 等（2024）开发了一种液相色谱-串联质谱（LC-MS/MS）方法，用于快速检测中国市场上啤酒中的 10 种真菌毒素。结果表明在 93.75%的啤酒中检测到 DON，污染范围为 8.10～205.60 μg/kg。FBs 和 ZEN 的污染率超过 50%，FBs 和 ZEN 的污染范围分别为 0.27～83.76 μg/kg 和 3.69～6.64 μg/kg。这些真菌毒素的存在对消费者健康构成潜在风险。

Zhao 等（2017）通过 LC-MS/MS 对 101 份啤酒样品中的 AFB1 和 STC 进行检测，结果表明，没有样品受到这两种真菌毒素的污染。

在一项对来自中国不同地区的 20 份啤酒样品的研究中（Wu et al.，2011），采用免疫亲和柱进行样品前处理，高效液相色谱法进行检测，并通过 LC-MS/MS 对阳性样品进行确认。结果表明，没有啤酒样品受到 OTA 的污染。

2. 啤酒中脱氧雪腐镰刀菌烯醇及其隐蔽型毒素风险评估

2022 年，本团队收集了长三角地区 3 个区域内市售啤酒产品，共计 419 份样品。通过建立的 LC-MS/MS 方法对其真菌毒素污染水平进行了定量分析，对于低于检测限的污染水平，按照 WHO 推荐标准进行替代，并对污染状况进行了统计分析。结果显示，主要真菌毒素的检出率和污染水平分别为：DON（8.11%，57.43 μg/kg）、D3G（16.47%，8.55 μg/kg）、15-ADON（13.13%，11.98 μg/kg）。虽然目前我国及欧盟尚未对啤酒中真菌毒素设限，但与波兰（D3G 含量为 3.5 μg/kg）和欧洲（D3G 含量为 3.8 μg/kg）的相关标准相比，本研究的平均浓度（8.55 μg/kg）相对较高，且 419 份样品中有 1 份 D3G 含量达到 495.24 μg/kg。DON 的平均污染水平偏高，而 D3G 的检出率较高（69/419）。在 145 份检出真菌毒素的阳性样品中，存在多种共污染形式，如 DON + D3G、DON + 15-ADON、DON + D3G + 15-ADON。进一步分析江浙沪三地啤酒的真菌毒素污染情况，结果显示，浙江地区的 DON 和 15-ADON 污染率分别为 54.82%和 23.49%，高于江苏和上海，而上海啤酒中 D3G 污染率最高。分区域的污染水平分析表明，浙江、上海、江苏啤酒中分别以 DON、D3G、15-ADON 的污染水平最高，其中 D3G 的最大检出值（495.2 μg/kg）提示高消费量人群的急性健康风险值得关注。基于以上结果，在暴露评估中需重点关注啤酒中的 DON、D3G 和 15-ADON。

采用点评估和模型评估方法，对全人群、成年男性和成年女性的真菌毒素暴露水平进行了量化分析。表 2.3 展示了江浙沪等地区居民通过啤酒摄入 DONs 的暴露水平。点评估和模型评估结果显示，总人群、成年男性及成年女性的 DON 暴露水平均小于其 PMTDI 值[1.0 μg/（kg bw · d），MOS（安全范围）＜1]，表明该地区市售啤酒中的 DON 污染不会对消费者健康构成显著风险。

表 2.3　不同人群点评估及模型评估啤酒中 DONs 暴露水平[μg/（kg bw · d）]

地区	人群	点评估	模型评估	
			中值	P_{95}
江苏	总人群	9.32×10^{-2}	8.91×10^{-2}	1.03×10^{-1}
	成年男性	8.65×10^{-2}	8.27×10^{-2}	9.53×10^{-2}
	成年女性	1.00×10^{-1}	9.60×10^{-2}	1.11×10^{-1}
浙江	总人群	1.07×10^{-1}	9.24×10^{-2}	1.21×10^{-1}
	成年男性	9.91×10^{-2}	8.53×10^{-2}	1.12×10^{-1}
	成年女性	1.12×10^{-1}	9.96×10^{-2}	1.30×10^{-1}
上海	总人群	1.36×10^{-1}	4.90×10^{-2}	1.44×10^{-1}
	成年男性	1.27×10^{-1}	4.55×10^{-2}	1.34×10^{-1}
	成年女性	8.55×10^{-2}	5.29×10^{-2}	1.55×10^{-1}
长三角地区	总人群	9.04×10^{-2}	6.50×10^{-2}	1.49×10^{-1}
	成年男性	8.39×10^{-2}	6.04×10^{-2}	1.98×10^{-1}
	成年女性	9.75×10^{-2}	7.01×10^{-2}	2.30×10^{-1}

表 2.4 展示了江浙沪居民通过啤酒摄入 NIV 的暴露情况。点评估和模型评估结果显示，总人群、成年男性和成年女性的 NIV 暴露水平均低于其 PMTDI 值[0.7 μg/（kg bw · d），MOS＜1]，表明该地区市售啤酒中的 NIV 污染对相关人群健康风险有限。

表 2.4　不同人群点评估及模型评估啤酒中 NIV 暴露水平[μg/（kg bw · d）]

地区	人群	点评估	模型评估	
			中值	P_{95}
江苏	总人群	7.13×10^{-2}	7.13×10^{-2}	7.13×10^{-2}
	成年男性	6.62×10^{-2}	6.62×10^{-2}	6.19×10^{-2}
	成年女性	7.69×10^{-2}	7.69×10^{-2}	7.69×10^{-2}
浙江	总人群	7.13×10^{-2}	7.13×10^{-2}	7.13×10^{-2}
	成年男性	6.62×10^{-2}	6.62×10^{-2}	6.19×10^{-2}
	成年女性	7.69×10^{-2}	7.69×10^{-2}	7.69×10^{-2}
上海	总人群	7.13×10^{-2}	7.13×10^{-2}	7.13×10^{-2}
	成年男性	6.62×10^{-2}	6.62×10^{-2}	6.19×10^{-2}
	成年女性	7.69×10^{-2}	7.69×10^{-2}	7.69×10^{-2}
长三角地区	总人群	7.13×10^{-2}	7.13×10^{-2}	7.13×10^{-2}
	成年男性	6.62×10^{-2}	6.62×10^{-2}	6.19×10^{-2}
	成年女性	7.69×10^{-2}	7.69×10^{-2}	7.69×10^{-2}

风险特征描述基于危害识别、危害特征描述和暴露评估，对特定条件下特定人群中有害效应的发生概率和严重性进行定量评估。不同人群的点评估与模型评估的真菌毒素 MOS 累积情况显示，无论是点评估还是模型评估，不同人群的累积风险因子中值和 95%分位值均小于 1。

基于中值和高百分点（95%）的点评估与模型评估暴露水平所得的 MOS 值，对长三角地区市售啤酒中的真菌毒素风险严重程度进行了分级。总体来看，点评估和模型评估均显示 MOS 排序一致，均为：DONs＞NIV；从人群差异角度分析，成年女性的风险略高于成年男性，可能与女性体重较轻有关。综上，总人群、成年男性和成年女性的中值及高百分点（95%）暴露水平均显著低于相应 PMTDI 值，即 MOS＜1，表明对一般消费者健康风险较低。然而，对于高啤酒消费人群的急性健康风险仍需予以关注。

贾冰璇　林惠康　徐安琪　王　岚　陆清玉　谭英竹　王知龙　武爱波

参考文献

邓子锋, 王利娟, 吴希强, 等. 2023. 玉米赤霉烯酮在动物体内的代谢与分子毒性研究进展. 中国畜牧兽医, 50(12): 5194-5203.

贺亚如, 柴梅梅, 侯磊磊, 等. 2024. 榆林市 2021-2022 年 2 种小杂粮安全监测结果分析. 粮食与饲料工业, 3: 6-9.

胡佳薇, 乔海鸥, 田丽, 等. 2017. 2013-2016 年陕西省谷物及其制品中真菌毒素的污染状况.卫生研究, 46(6): 3.

李文廷, 李洁, 农蕊瑜, 等. 2021. 2019 年云南省市售散装大米中多组分真菌毒素污染状况调查. 中国食品卫生杂志, 33(1): 4.

彭毅. 2023. 2022 年昭通市新收获玉米真菌毒素污染情况分析. 食品安全导刊, (11): 80-82.

徐安琪, 秦璐昕, 周海燕, 等. 2024. 上海市售有机和传统面粉中 7 种真菌毒素的污染状况调查. 中国食品卫生杂志, 36(2): 179-185.

杨美璐, 吴峰洋, 刘静慧, 等. 2019. 玉米赤霉烯酮毒性的研究进展, 饲料研究, 42(1): 74-77.

杨晓冬, 赵凤, 罗靖, 等. 2023. 2022 年四川省三地区谷物及制品真菌污染现状调查. 预防医学情报杂志, 39(7): 830-834.

曾宪冬, 柳洁, 曾灼祥, 等. 2020. 2018—2019 年深圳市大米及米粉中真菌毒素污染状况调查.食品安全导刊, (28): 60-63.

张伟伦, 李樵锋, 罗颖, 等. 2021. 玉米赤霉烯酮对蛋鸡生产性能、卵巢组织结构及 ERα 表达的影响. 中国家禽, 43(8): 30-35.

张欣烨, 彭靖, 张洁, 等. 2021. 2019 年—2020 年河南省谷类食品中 7 种真菌毒素污染状况调查. 中国卫生检验杂志, 31(18): 2274-2276.

赵柬云, 韩小敏, 徐文静, 等. 2021. 2019 年中国四省小麦中 12 种真菌毒素污染情况调查. 中国食品卫生杂志, (6): 33.

Bai Y, Ma K, Li J, et al. 2021. Deoxynivalenol exposure induces liver damage in mice: inflammation and immune responses, oxidative stress, and protective effects of *Lactobacillus rhamnosus* GG. Food and Chemical Toxicology, 156: 112514.

Bailey J R, Breton J, Panic G, et al. 2019. The mycotoxin deoxynivalenol significantly alters the function and metabolism of bovine kidney epithelial cells *in vitro*. Toxins (Basel), 11(10): 554.

Bulgaru C V, Marin D E, Pistol G C, et al. 2021. Zearalenone and the immune response. Toxins (Basel), 13(4): 248.

Cao L, Zhao J, Xu J, et al. 2021. *N*-acetylcysteine ameliorate cytotoxic injury in piglets sertoli cells induced by zearalenone and deoxynivalenol. Environmental Science and Pollution Research. 28:

60276-60289.

Cao Z, Huang W, Sun Y, et al. 2020. Deoxynivalenol induced spermatogenesis disorder by blood-testis barrier disruption associated with testosterone deficiency and inflammation in mice. Environmental Pollution, 264: 114748.

Chen J, Wen J, Tang Y, et al. 2021. Research progress on fumonisin B1 contamination and toxicity: a review. Molecules, 26(17): 5238.

Csenki Z, Bartok T, Bock I, et al. 2023. Interaction of fumonisin B1, *N*-palmitoyl-fumonisin B1, 5-*O*-palmitoyl-fumonisin B1, and fumonisin B4 mycotoxins with human serum albumin and their toxic impacts on zebrafish embryos. Biomolecules, 13(5): 755.

Dassi M, Souto N S, Braga A C M, et al. 2018. Effects of repeated fumonisin B(1) exposure on markers of oxidative stress in liver, kidneys, and lungs of C57BL/6 mice. Journal of Environmental Science and Health, Part B, 53: 840-845.

Djouina M, Waxin C, Caboche S, et al. 2023. Low dose dietary contamination with deoxynivalenol mycotoxin exacerbates enteritis and colorectal cancer in mice. Science of the Total Environment, 900: 165722.

Dos Santos I D, Pizzutti I R, Dias J V, et al. 2021. Mycotoxins in wheat flour: occurrence and co-occurrence assessment in samples from Southern Brazil. Food Additives & Contaminants Part B, Surveillance, 14: 151-161.

Egbontan A O, Afolabi C G, Kehinde I A, et al. 2017. A mini-survey of moulds and mycotoxins in locally grown and imported wheat grains in Nigeria. Mycotoxin Research, 33: 59-64.

Gao D, Cao X, Ren H, et al. 2022. Immunotoxicity and uterine transcriptome analysis of the effect of zearalenone (ZEA) in sows during the embryo attachment period. Toxicology Letters, 357: 33-42.

Gao X, Xiao Z H, Liu M, et al. 2018. Dietary silymarin supplementation alleviates zearalenone-induced hepatotoxicity and reproductive toxicity in rats. The Journal of Nutrition, 148: 1209-1216.

Gerez J R, Desto S S, Bracarense A. 2017. Deoxynivalenol induces toxic effects in the ovaries of pigs: an *ex vivo* approach. Theriogenology, 90: 94-100.

Hard G C, Howard P C, Kovatch R M, et al. 2001. Rat kidney pathology induced by chronic exposure to fumonisin B1 includes rare variants of renal tubule tumor. Toxicologic Pathology, 29: 379-386.

Hou Y, Liu X, Qin Y, et al. 2023. Zebrafish as model organisms for toxicological evaluations in the field of food science. Comprehensive Reviews in Food Science and Food Safety, 22: 3481-3505.

Howard P C, Eppley R M, Stack M E, et al. 2001. Fumonisin B1 carcinogenicity in a two-year feeding study using F344 rats and B6C3F1 mice. Environmental Health Perspectives, 109 (Suppl 2): 277-282.

Jedidi I, Mateo E M, Marín P, et al. 2021. Contamination of wheat, barley, and maize seeds with toxigenic fusarium species and their mycotoxins in Tunisia. Journal of AOAC International, 104: 959-967.

Ji X, Jin C, Xiao Y, et al. 2023. Natural occurrence of regulated and emerging mycotoxins in wheat grains and assessment of the risks from dietary mycotoxins exposure in China. Toxins, 15(6): 389.

Jia B, Lin H, Yu S, et al. 2023. Mycotoxin deoxynivalenol-induced intestinal flora disorders, dysfunction and organ damage in broilers and pigs. Journal of Hazardous Materials, 451: 131172.

Jiang D, Li F, Zheng F, et al. 2019. Occurrence and dietary exposure assessment of multiple mycotoxins in corn-based food products from Shandong, China. Food additives & contaminants Part B, Surveillance, 12(1): 10-17.

Kang R, Li R, Dai P, et al. 2019. Deoxynivalenol induced apoptosis and inflammation of IPEC-J2 cells by promoting ROS production. Environmental Pollution, 251: 689-698.

Khezri A, Herranz-Jusdado J G, Ropstad E, et al. 2018. Mycotoxins induce developmental toxicity and behavioural aberrations in zebrafish larvae. Environmental Pollution, 242: 500-506.

Kim D H, Hong S Y, Kang J W, et al. 2017. Simultaneous determination of multi-mycotoxins in cereal grains collected from South Korea by LC/MS/MS. Toxins, 9(3): 106.

Kowalska K, Habrowska-Gorczynska D E, Urbanek K A, et al. 2018. Estrogen receptor alpha is crucial in zearalenone-induced invasion and migration of prostate cancer cells. Toxins (Basel), 10(3): 98.

Kpan K, Manda P, Osseke S, et al. 2023. Dietary exposure to zearalenone in maize and millet grains and their porridges marketed in Abidjan (Côte d'Ivoire). Food Additives & Contaminants. Part A, Chemistry, Analysis, Control, Exposure & Risk Assessment, 40(9): 1264-1274.

Lanza A, da Silva R C, Dos Santos I D, et al. 2019. Mycotoxins' evaluation in wheat flours used in Brazilian bakeries. Food Science and Biotechnology, 28: 931-937.

Li Y, Zhu Z, Cui H, et al. 2022. Effect of zearalenone-induced ferroptosis on mice spermatogenesis. Animals (Basel),12(21): 3026.

Liao X, Li Y, Long N, et al. 2023. Multi-mycotoxin detection and human exposure risk assessment in medicinal foods. Food Research International, 164: 112456.

Lin H, Jia B, Wu A. 2023. Cytotoxicities of co-occurring alternariol, alternariol monomethyl ether and tenuazonic acid on human gastric epithelial cells. Food and Chemical Toxicology, 171: 113524.

Liu C, Xu W, Ni L, et al. 2024. Development of a sensitive simultaneous analytical method for 26 targeted mycotoxins in coix seed and Monte Carlo simulation-based exposure risk assessment for local population. Food Chemistry, 435: 137563.

Ma K, Bai Y, Li J, et al. 2022. *Lactobacillus rhamnosus* GG ameliorates deoxynivalenol-induced kidney oxidative damage and mitochondrial injury in weaned piglets. Food & Function, 13: 3905-3916.

Majeed S, de Boevre M, de Saeger S, et al. 2018. Multiple mycotoxins in rice: occurrence and health risk assessment in children and adults of Punjab, Pakistan. Toxins, 10(2): 77.

Martiník J, Boško R, Svoboda Z, et al. 2023. Determination of mycotoxins and their dietary exposure assessment in pale lager beers using immunoaffinity columns and UPLC-MS/MS. Mycotoxin Research, 39(3): 285-302.

McGrath P. 2011. Zebrafish: Methods for Assessing Drug Safety and Toxicity. Hoboken, New Jersey: John Wiley & Sons, Inc.

Muthulakshmi S, Maharajan K, Habibi H R, et al. 2018. Zearalenone induced embryo and neurotoxicity in zebrafish model (Danio rerio): role of oxidative stress revealed by a multi biomarker study. Chemosphere, 198: 111-121.

Mutiga S K, Mutuku J M, Koskei V, et al. 2021. Multiple mycotoxins in Kenyan rice. Toxins, 13(3): 203.

Pestka J J, Islam Z, Amuzie C J. 2008. Immunochemical assessment of deoxynivalenol tissue distribution following oral exposure in the mouse. Toxicology Letters, 178: 83-87.

Pestka J J. 2010. Deoxynivalenol: mechanisms of action, human exposure, and toxicological relevance. Archives of Toxicology, 84: 663-679.

Peters J, van Dam R, van Doorn R, et al. 2017. Mycotoxin profiling of 1000 beer samples with a special focus on craft beer. PLoS one, 12(10): e0185887.

Pitt J I, Miller J D. 2016. A concise history of mycotoxin research. Journal of Agricultural and Food Chemistry, 65: 7021-7033.

Rai A, Das M, Tripathi A. 2020. Occurrence and toxicity of a fusarium mycotoxin, zearalenone. Critical Reviews in Food Science and Nutrition, 60: 2710-2729.

Reddy K E, Song J, Lee H J, et al. 2018. Effects of high levels of deoxynivalenol and zearalenone on growth performance, and hematological and immunological parameters in pigs. Toxins (Basel), 10(3): 114.

Ren Z, Guo C, He H, et al. 2020. Effects of deoxynivalenol on mitochondrial dynamics and autophagy in pig spleen lymphocytes. Food and Chemical Toxicology, 140: 111357.

Riedel S, Abel S, Burger H M, et al. 2024. Fumonisin B(1) protects against long-chained polyunsaturated fatty acid-induced cell death in HepG2 cells-implications for cancer promotion. Biochimica Et Biophysica Acta-Biomembranes, 1866: 184310.

Rong X, Wang Y, Ouyang F, et al. 2023. Combined effects of zearalenone and deoxynivalenol on oxidative stress, hepatotoxicity, apoptosis, and inflammation in zebrafish embryos. Science of The Total Environment, 859: 160233.

Saenz J S, Kurz A, Ruczizka U, et al. 2021. Metaproteomics reveals alteration of the gut microbiome in weaned piglets due to the ingestion of the mycotoxins deoxynivalenol and zearalenone. Toxins (Basel), 13(8): 583.

Scheibenzuber S, Dick F, Asam S, et al. 2021. Analysis of 13 *Alternaria* mycotoxins including modified forms in beer. Mycotoxin Research, 37(2): 149-159.

Shimshoni J A, Cuneah O, Sulyok M, et al. 2013. Mycotoxins in corn and wheat silage in Israel. Food Additives & Contaminants Part A, Chemistry, Analysis, Control, Exposure & Risk Assessment, 30: 1614-1625.

Skiepko N, Przybylska-Gornowicz B, Gajecka M, et al. 2020. Effects of deoxynivalenol and zearalenone on the histology and ultrastructure of pig liver. Toxins (Basel), 12(7): 463.

Skrzydlewski P, Twarużek M, Grajewski J. 2022. Cytotoxicity of mycotoxins and their combinations on different cell lines: a review. Toxins, 14: 244.

Su Y, Sun Y, Ju D, et al. 2018. The detoxification effect of vitamin C on zearalenone toxicity in piglets. Ecotoxicology and Environmental Safety, 158: 284-292.

Sweeney M F, Sonnenschein C, Soto A M. 2018. Characterization of MCF-12A cell phenotype, response to estrogens, and growth in 3D. Cancer Cell International, 18: 43.

Taghizadeh S F, Rezaee R, Badiebostan H, et al. 2020. Occurrence of mycotoxins in rice consumed by Iranians: a probabilistic assessment of risk to health. Food Additives & Contaminants Part A, Chemistry, Analysis, Control, Exposure & Risk Assessment, 37: 342-354.

Tan S, Ge W, Wang J, et al. 2020. Zearalenone-induced aberration in the composition of the gut microbiome and function impacts the ovary reserve. Chemosphere, 244: 125493.

Toutounchi N S, Braber S, Land B V, et al. 2022. Deoxynivalenol exposure during pregnancy has adverse effects on placental structure and immunity in mice model. Reproductive Toxicology, 112: 109-118.

Troestch J, Reyes S, Vega A. 2022. Determination of mycotoxin contamination levels in rice and dietary exposure assessment. Journal of Toxicology, 3596768.

Tsai J F, Wu T S, Yu F Y, et al. 2023. Neurotoxicity of mycotoxin citrinin: novel evidence in developing zebrafish and underlying mechanisms in human neuron cells. Food and Chemical Toxicology, 171: 113543.

Valadas J, Sachett A, Marcon M, et al. 2021. Ochratoxin A induces behavioral and neurochemical changes in adult zebrafish. bioRxiv (preprint). https://doi.org/10.1101/2021.10.18.464868.

Vignal C, Djouina M, Pichavant M, et al. 2018. Chronic ingestion of deoxynivalenol at human dietary levels impairs intestinal homeostasis and gut microbiota in mice. Archives of Toxicology, 92: 2327-2338.

Wang X, Chen X, Cao L, et al. 2020. Mechanism of deoxynivalenol-induced neurotoxicity in weaned piglets is linked to lipid peroxidation, dampened neurotransmitter levels, and interference with calcium signaling. Ecotoxicology and Environmental Safety, 194: 110382.

Wang Y, Xu Y, Ju J, et al. 2021. Fumonisin B1 exposure deteriorates oocyte quality by inducing organelle dysfunction and DNA damage in mice. Ecotoxicology and Environmental Safety, 223: 112598.

Weaver A C, Weaver D M, Adams N, et al. 2021. Co-Occurrence of 35 Mycotoxins: a seven-year survey of corn grain and corn silage in the United States. Toxins, 13(8): 516.

Wu J, Tan Y, Wang Y, et al. 2011. Occurrence of ochratoxin A in wine and beer samples from China. Food additives contaminants Part B Surveillance, 4(1): 52-56.

Wu S, Liu Y, Duan Y, et al. 2018. Intestinal toxicity of deoxynivalenol is limited by supplementation with Lactobacillus plantarum JM113 and consequentially altered gut microbiota in broiler chickens. Journal of Animal Science and Biotechnology, 9: 74.

Wu T, Kang K, Xia Y, et al. 2024. Development and validation of a liquid chromatography tandem mass spectrometry method for the determination of 10 mycotoxins in beer of the Chinese market and exposure estimate. Food Research International, 184: 114256.

Wu T S, Yang J J, Wang Y W, et al. 2016. Mycotoxin ochratoxin A disrupts renal development via a miR-731/prolactin receptor axis in zebrafish. Toxicology Research, 5: 519-529.

Xu A, Zhou H, Yu S, et al. 2023. Fusarium mycotoxins and OTA in beer from Shanghai, the largest megacity in China: occurrence and dietary risk assessment. Foods, 12(16): 3071.

Xu R, Karrow N A, Shandilya U K, et al. 2020. *In-vitro* cell culture for efficient assessment of mycotoxin exposure, toxicity and risk mitigation. Toxins, 12: 146.

Yalcin R, Kart A, Ozmen O, et al. 2023. Protective effects of resveratrol against fumonisin B1-induced liver toxicity in mice. Arhiv za Higijenu Rada i Toksikologiju-Archives of Industrial Hygiene and Toxicology, 74: 115-119.

Yang G, Wang Y, Wang T, et al. 2021. Variations of enzymatic activity and gene expression in zebrafish (Danio rerio) embryos co-exposed to zearalenone and fumonisin B1. Ecotoxicology and Environmental Safety, 222: 112533.

Yang M, Wu X, Zhang W, et al. 2020. Transcriptional analysis of deoxynivalenol-induced apoptosis of sow ovarian granulosa cell. Reproduction in Domestic Animals, 55: 217-228.

Yang X, Gao J, Liu Q, et al. 2019. Co-occurrence of mycotoxins in maize and maize-derived food in China and estimation of dietary intake. Food Additives & Contaminants Part B, Surveillance, 12: 124-134.

Yang Y, Yu S, Tan Y, et al. 2017. Individual and combined cytotoxic effects of co-occurring deoxynivalenol family mycotoxins on human gastric epithelial cells. Toxins, 9: 96.

Yao F, Zhao M, Du Y, et al. 2023. Transcriptome analysis of deoxynivalenol (DON)-induced hepatic and intestinal toxicity in zebrafish: insights into gene expression and potential detoxification pathways. Toxins (Basel), 15(10): 594.

Yip K Y, Wan M L Y, Wong A S T, et al. 2017. Combined low-dose zearalenone and aflatoxin B1 on cell growth and cell-cycle progression in breast cancer MCF-7 cells. Toxicology Letters, 281: 139-151.

Yu S, Jia B, Lin H, et al. 2022. Effects of fumonisin B and hydrolyzed fumonisin B on growth and intestinal microbiota in Broilers, Toxins (Basel), 14(3): 163.

Yu S, Jia B, Liu N, et al. 2020a. Evaluation of the individual and combined toxicity of fumonisin mycotoxins in human gastric epithelial cells. International Journal of Molecular Sciences, 21: 5971.

Yu S, Jia B, Yang Y, et al. 2020b. Involvement of PERK-CHOP pathway in fumonisin B1- induced cytotoxicity in human gastric epithelial cells. Food and Chemical Toxicology, 136: 111080.

Zhang C, Li C, Liu K, et al. 2022. Characterization of zearalenone-induced hepatotoxicity and its mechanisms by transcriptomics in zebrafish model. Chemosphere, 309: 136637.

Zhang F, Chen Z, Jiang L, et al. 2021. Response of fecal bacterial flora to the exposure of fumonisin B1 in BALB/c mice. Toxins (Basel), 13(9): 612.

Zhang G L, Song J L, Ji C L, et al. 2018. Zearalenone exposure enhanced the expression of tumorigenesis genes in donkey granulosa cells via the PTEN/PI3K/AKT signaling pathway. Frontiers in Genetics, 9: 293.

Zhang J, You L, Wu W, et al. 2020a. The neurotoxicity of trichothecenes T-2 toxin and deoxynivalenol (DON): current status and future perspectives. Food and Chemical Toxicology, 145: 111676.

Zhang W, Zhang S, Wang J, et al. 2020b. Changes in intestinal barrier functions and gut microbiota in rats exposed to zearalenone. Ecotoxicology and Environmental Safety, 204: 111072.

Zhang Y, Hu B, Wang M, et al. 2020c. Selenium protects against zearalenone-induced oxidative stress and apoptosis in the mouse kidney by inhibiting endoplasmic reticulum stress. Oxidative Medicine and Cellular Longevity, 2020: 6059058.

Zhang Y, Pei F, Fang Y, et al. 2019. Comparison of concentration and health risks of 9 Fusarium mycotoxins in commercial whole wheat flour and refined wheat flour by multi-IAC-HPLC. Food Chemistry, 275: 763-769.

Zhao Y, Huang J, Ma L, et al. 2017. Aflatoxin B1 and sterigmatocystin survey in beer sold in China. Food Additives & Contaminants. Part B, Surveillance, 10(1): 64-68.

Zheng W, Huang Q, Pan S, et al. 2017. Regulation of oncogenes and gap junction intercellular communication during the proliferative response of zearalenone in TM3 cells. Human& Experimental Toxicology, 36: 701-708.

Zhou H, George S, Li C, et al. 2017. Combined toxicity of prevalent mycotoxins studied in fish cell line and zebrafish larvae revealed that type of interactions is dose-dependent. Aquatic Toxicology, 193: 60-71.

Zhou H, Xu A, Liu M, et al. 2022. Mycotoxins in wheat flours marketed in Shanghai, China: Occurrence and dietary risk assessment. Toxins, 14(11): 748.

Zhu Z, Guo W, Cheng H, et al. 2024. Co-contamination and interactions of multiple mycotoxins and heavy metals in rice, maize, soybeans, and wheat flour marketed in Shanghai City. Journal of Hazardous Materials, 474: 134695.

第 3 章　粮食及其制品中真菌毒素污染安全控制

3.1　物理防控技术

物理防控技术通过多种物理机制处理真菌毒素，以改变或破坏其分子结构，从而降低毒性或使其失去活性。在实际应用中，应根据物料性质、真菌毒素的种类和含量及处理要求，选择合适的脱毒方法。

3.1.1　物理分选

物理分选技术主要根据粮食及其制品的色泽、内部结构、密度等差异，通过机械或自动化设备将被真菌毒素污染的部分从正常物料中分离(张雪洁等,2019)。此技术操作简便、成本低廉，对粮食品质影响较小，因此在真菌毒素防控中应用广泛。常见的分选方法包括色差分选和比重分选。色差分选利用光电传感器和高速喷阀等设备，将颜色异常的污染物从正常物料中分离。其关键在于光电传感器的灵敏度与准确性，且受粮食颗粒大小、形状和颜色等因素的影响。比重分选则通过振动筛、气流筛等设备将密度异常的污染部分分离，小麦加工过程中可通过比重分选技术有效去除镰刀菌毒素污染的霉变小麦，提高小麦安全性。

3.1.2　物理吸附

物理吸附法利用吸附剂上致密的孔状结构和大比表面积，通过静电作用、氢键、表面络合、π-π 共轭和疏水相互作用来富集目标物，实现物质的净化与分离（纪俊敏等，2022）。常用的吸附剂包括无机矿物、活性炭、微生物和纳米材料等，具有环境友好、能耗低、去除率高等优点，易于推广应用。

1. 无机矿物吸附剂

常用的无机矿物吸附剂主要包括硅铝酸盐，如沸石、蒙脱石、膨润土和高岭土。硅铝酸盐具有天然纳米微孔和大量可交换阳离子，可吸附带极性基团的毒素（如 AFB1），而对低极性真菌毒素（如 ZEN 和 OTA）吸附效果不佳（黄伟锋，2020）。近年来，通过多糖、阳离子、非离子和两性离子表面活性剂对硅铝酸盐进行改性，提高了其吸附性能。例如，Zhao 等（2023）利用高岭土和黏土复合吸附剂在 24h 内同时吸附 AFB1 和 ZEN，吸附效率达 80%以上。此外，Alford 和 Mishael（2023）利用黏土聚合物与 OTA 结合的吸附体系处理液体样品，该吸附剂作用 2h 后对 OTA 去除率高达 85%，并对葡萄酒的 pH、色度、总酚指数和总糖浓度几乎无影响。

2. 活性炭吸附剂

活性炭吸附剂由天然植物残渣碳化后活化制成，具有高比表面积和多孔结构。Fernandes 等（2019）发现，微粉化葡萄茎对 AFB1 的吸附效果优于微粉化橄榄果渣。Adunphatcharaphon 等（2021）通过硫酸处理提升榴莲果皮的吸附性能，对 AFB1 的吸附容量为 41.6 mg/kg。甘蔗渣粉煤灰吸附剂可在 2h 内从溶液中选择性去除 AFB1，不影响重要营养矿物质（Freitas et al.，2023）。

3. 微生物吸附剂

微生物吸附剂利用微生物细胞壁中的肽聚糖、多糖与毒素分子结合，形成复合体系实现脱毒。Hashemi 和 Amiri（2020）研究发现，发酵乳杆菌对 AFB1 和 AFG1 的最大吸附容量分别为 0.315 μg/kg 和 0.397 μg/kg。Zhao 等（2015）研究了 27 株 *L. plantarum* 对 ZEN 的吸附能力，发现吸附效率受到细菌密度和孵育温度等因素影响。但由于微生物吸附为可逆过程，菌体饱和后易重新释放毒素，且可能产生代谢物而导致粮食损耗和二次污染。

4. 纳米吸附剂

随着纳米技术的发展，纳米材料在真菌毒素吸附中的应用广受关注。氧化石墨烯（graphene oxide，GO）、金属有机骨架（metal-organic frameworks，MOFs）

化合物、共价有机骨架（covalent organic frameworks，COFs）等材料因高比表面积和丰富的官能团表现出优异的吸附性能。GO 具有大量羟基和共轭结构，通过氢键和 π-π 共轭作用吸附真菌毒素（纪俊敏等，2022）。Selamat 团队研发的磁性 GO 可同时去除饲料中的 AFB1、OTA 和 ZEA，对肉鸡健康有积极影响（Pirouz et al.,2018）。MOF-235 在 30min 内去除食用油中 96.1%的 AFs 和 83.3%的 ZEN，对油品质无明显影响（Du et al.，2023）。此外，COFs 材料在吸附 AFB1 时具有较高去除效率，10 次循环后依然能达到 98%的去除率（Li et al.，2023）。尽管纳米材料在真菌毒素吸附中表现优异，但主要应用于检测领域，其在吸附去除方面的应用仍需加快发展。

3.1.3 热处理

热处理是在高温或负压条件下，通过在高湿度环境中降解食品中的真菌毒素。例如，当温度达到 150℃以上时，黄曲霉毒素的分子结构会被破坏，从而显著降低其毒性。该方法的效果受到多种因素的影响，包括毒素的初始浓度、加热时间、温度、湿度、pH 值以及离子强度等。常见的热处理方法包括高温烘烤和微波处理。高温烘烤通过直接加热破坏毒素分子结构，而微波处理则通过激发水分子振动产生热量，迅速降解毒素的同时减少食品品质损失。研究显示，微波辅助碱处理稻米粉和米糠中的 AFB1 能达到 92.4%的降解率，且不会产生二次污染。

3.1.4 辐射处理

辐射处理主要依赖电离辐射（如 X 射线、γ 射线）和非电离辐射（如无线电波、红外线、可见光、紫外线）对真菌毒素进行降解。该方法具有高效、无残留的优点，但需严格控制辐射剂量，以避免对食品原料造成不利影响。γ 射线以其强穿透力被广泛应用于直接破坏毒素分子结构，如使用 0.4～9 kGy/h 剂量的 ^{60}Co-γ 射线处理小麦、玉米等谷物，能显著降解 DON、ZEN、AFs 和 OTA 等毒素含量（Calado et al.，2020；Khalil et al.，2021）。紫外线因其降解效果好、成本低廉、操作简便，已被广泛应用于真菌毒素的处理。然而，使用紫外线照射花生、坚果和食用油等油脂类食品时，可能会导致游离脂肪酸、醛和酮的生成，从而导致油脂变质（Shen and Singh，2022）。研究表明，紫外 LED 冷光技术能够有效降低花生油中 AFB1 的含量，同时对花生油品质影响较小（纪剑等，2021）。

3.1.5　低温等离子体处理

低温等离子体技术主要通过电场和磁场等物理手段在低温条件下生成高能离子和自由基等活性粒子，这些粒子可与真菌毒素分子发生作用，破坏其分子结构或改变其化学性质，从而实现脱毒或降解的效果（Pankaj et al.，2018）。例如，王小博等（2024）采用辉光放电等离子体技术对苹果汁中的 T-2 毒素进行处理，降解效果显著（$P<0.05$），5min 内降解率达到 96.6%。

3.2　化学防控技术

化学防控技术的主要方式是向食品中添加化学物质，使其与真菌毒素发生反应，从而将毒素降解为毒性较低或无毒性物质。传统的氧化法、还原法和加碱法等化学降解方法在降解效果上表现显著，但可能会对食品品质产生影响。近年来，高级氧化技术因其高效、安全、绿色和稳定的优势，逐渐成为真菌毒素控制的新趋势。

3.2.1　氧化法

强氧化剂（如臭氧、次氯酸钠、过氧化氢、二氧化氯等）能与多种化学官能团反应，特别是对真菌毒素中的双键毒性结构有较强的降解效果。臭氧作为新型非热杀菌技术，因现代臭氧发生器的高浓度、低能耗和无金属粉尘等特点，广泛应用于真菌毒素的降解。世界卫生组织、联合国粮食及农业组织和美国食品药品监督管理局均认为臭氧在食品工业中是安全有效的化学物质。臭氧在降解 AFB1、DON、PAT、OTA、FBs 等多种真菌毒素方面展现出显著效果（张雪洁等，2019；刘芳等，2021）。

3.2.2　还原法

还原法是利用还原剂（如亚硫酸氢钠、焦亚硫酸钠等）通过还原反应破坏真菌毒素中的内酯环等毒性结构，从而实现毒素降解。Young 等（2007）在 80℃下用亚硫酸氢钠处理玉米 18h 后，DON 降解率达 85%，转化为较稳定的 DON-磺酸盐。Dänicke 等（2012）使用焦亚硫酸钠结合饱和蒸汽处理面粉，15min 内 DON 降解率达 95%。然而，因技术限制、经济成本、难以大规模应用及环保因素等问题，化学还原法逐渐被其他新兴方法取代。

3.2.3 加碱法

氨处理法是一种常见的碱处理方法。在氨处理过程中，AFB1 的内酯环断裂，形成香豆素钠盐或铵盐，毒性因此消失。通过氨气熏蒸法处理受 AFB1 污染的花生，当氨气体积分数为 10%时，熏蒸可使 AFB1 的降解率达 95.06%。在常温下，将玉米粒和氨气密封存储 13 天，AFB1 浓度可从 1000 μg/kg 降至 20 μg/kg 以下（Ismail et al.，2018）。氨气处理因其高效、易得而具发展潜力，但其对环境和食品品质的影响，如引起粮食变色和残留氨味，需进一步优化。目前，氨气熏蒸法广泛用于筒仓粮食储存中，因为筒仓结构便于氨气熏蒸和回收，相比其他碱性物质，氨气的碱性较弱，且较少引起人体不良反应，但在其他方面的应用报道相对较少。

总体而言，化学脱毒虽有较高的真菌毒素去除率，但其条件相对苛刻，对于微量、难以分离的毒素去除效果不显著，且这些方法，尤其在使用有机试剂时，易引入新的污染物，导致二次污染。

3.2.4 高级氧化技术

高级氧化技术作为一种新兴的污染物防控手段，在真菌毒素的降解方面展示了巨大的潜力。其基本原理是通过产生具有强氧化性的硫酸根自由基（SO_4^-•）、羟基自由基（•OH）、超氧阴离子（O_2^-•）和单线态氧（$^1O_2$）等活性物质，将有机污染物氧化分解为低毒或无毒的小分子物质。与传统氧化技术相比，高级氧化技术反应速率更快，氧化能力更强，能够有效降解难降解的有机污染物。

1. 芬顿技术

芬顿技术是最早应用于真菌毒素降解的高级氧化方法之一。该技术利用亚铁离子（Fe^{2+}）和过氧化氢（H_2O_2）在酸性条件下反应生成•OH，从而氧化降解真菌毒素。近年来，研究者引入催化剂、紫外光和超声波等辅助手段，进一步提高了芬顿反应的降解效率。Ren 等（2019）首次考察了具有类过氧化物酶活性的铁基 MIL-100、MIL-68 和 MIL-53 对 H_2O_2 催化降解 AFB1 的性能，三种 MOFs 的催化能力表现为 MIL-53＞MIL-100＞MIL-68，其中 MIL-100 和 MIL-53 的降解效率显著优于天然辣根过氧化物酶。然而，在优化条件下，该方法需 8h 以上才能实现 90%以上的降解效率。Silwana 等（2020）首次利用碳封装纳米零价铁的类过氧化物酶活性催化 H_2O_2 生成•OH 降解 PAT，但其降解效率仍需提升（2h，89.0%）。

2. 光催化技术

光催化技术是一种新兴的真菌毒素脱毒技术。当光催化剂被特定波长光照射后，电子跃迁形成光生电子和空穴，这些光生电子和空穴分别与 O_2 和 H_2O 反应生成具有强氧化性的活性氧自由基，能够将真菌毒素氧化分解为低毒或无毒物质。Sun 等（2019）将 TiO_2 固定于活性炭表面，利用活性炭吸附与 TiO_2 光催化的协同作用提高了 AFB1 的光催化降解效率。但 TiO_2 的带隙较宽（3.2 eV）、光生电子-空穴对的重组率较高，限制了对太阳光的利用效率。为此，Mao 等（2019）通过在团状 WO_3 表面沉积 CdS 纳米颗粒，制备出一种全固态 Z 型异质结光催化材料，其可在可见光下有效降解 AFB1。此外，Qiu 等（2024）通过—SH 修饰的 $g\text{-}C_3N_4$ 缩短了 PAT 与催化剂间的接触路径，显著提高了其在可见光下对 PAT 的光催化降解效率。在降解 ZEN 和 DON 等真菌毒素方面，光催化技术也表现出显著的降解效果，使其成为食用油、果汁、花生表面和啤酒中真菌毒素防控的潜在技术（He et al.，2021；Xu et al.，2023）。

3. 过硫酸盐氧化技术

随着高级氧化技术的快速发展，基于过硫酸盐的氧化技术作为一种新兴手段，因其反应设备简单、反应速率快、适用范围广且无二次污染等优势，已被广泛应用于水处理、纺织和石油开采等领域。常用的过硫酸盐包括过氧单硫酸盐（peroxymonosulfate，PMS）和过氧二硫酸盐（peroxydisulfate，PDS）。与过氧化氢和臭氧等传统氧化剂相比，过硫酸盐因稳定的固体形式、低存储要求和无毒无害的特点而具有显著优势。Zhang 等（2022a）利用 Fe 掺杂多孔碳作为 PMS 催化剂，实现了 AFB1 的高效降解（30min 内降解率超 95%），通过 $^1O_2$ 破坏 AFB1 分子中的内酯环、羰基和不饱和双键等结构，达到脱毒效果。Faraji 等（2023）开发出一种双壳双金属复合材料作为 PMS 活化剂，在 20min 内对 100 ng/L AFB1 溶液的脱毒效率达 99.3%，并在 6 次循环使用后脱毒效率仍保持在 90%以上。此外，Chen 等（2024）制备的 $CoFe_2O_4@Ti_3C_2$ MXene 纳米复合材料在降解 OTA、AFB1 和 DON 方面展现出广谱性，显示了基于 PMS 的高级氧化技术在真菌毒素降解中的广阔应用前景。本研究团队制备了一系列过渡金属单原子纳米酶，作为 PMS 的催化剂，在降解 PAT、AFB1、DON 和 ZEN 方面表现出优异的性能，且该催化体系及降解产物对人胚肾细胞 HEK 293T 几乎无毒性（Zhang et al., 2025）。此技术作为一种前景广阔的真菌毒素降解手段，在食品领域的应用刚刚起步，还需进行深入和广泛的研究以推动其实际应用发展。

3.3 生物源性安全控制

3.3.1 生物菌剂

1. 生物菌剂控制黄曲霉毒素

致病微生物与有益微生物之间的竞争性相互作用可以分为剥削竞争和干扰竞争（Sarrocco et al., 2019）。在与沙门氏菌共培养时，黄曲霉和寄生曲霉的菌落直径和孢子形成明显受到抑制，AFs（包括 AFB1、AFB2、AFG1 和 AFG2）的含量显著降低（von Hertwig et al., 2020）。当与黑曲霉共培养时，黄曲霉的生长受到抑制，AFB1 的生成量减少，进一步的研究显示，在共培养过程中，其他微生物的生命活动可能会导致基因突变或激活沉默的基因簇，从而减少 AFs 的生成。尤其是当黄曲霉与玫瑰色链霉菌共培养时，AFB1 的生物合成在早期阶段就被阻断，无法正常合成有毒前体，导致 AFB1 的浓度降至不可检测水平（Caceres et al., 2018）。此外，米曲霉和非产毒黄曲霉分泌的抑制性化合物也能有效抑制 AFB1 的生成和黄曲霉的生长繁殖。转录组测序显示，与 AFs 生物合成途径相关的基因

如 *AflS*、*FarB* 和 *MtfA* 显著下调，同时孢子特异性转录因子 *BrlA* 和 *AbaA* 也显著下调，可能进一步导致孢子特异性基因（如 *RodA* 和 *RodB*）表达减少（Yang et al.，2020）。

乳杆菌和酵母菌是发酵过程中常用的微生物。例如，德氏乳杆菌（*Lactobacillus delbrueckii*）、开菲尔乳杆菌（*Lactobacillus kefiri*）和鼠李糖乳杆菌（*Lactobacillus rhamnosus*，LGG）用于酸奶或奶酪的发酵；酿酒酵母（*Saccharomyces cerevisiae*）广泛用于啤酒酿造（Elghandour et al.，2019）。因其优异的吸附能力和天然发酵特性，乳杆菌和酵母在食品解毒中扮演着重要角色。LGG 作为一种高效的生物吸附剂，结合热处理和厌氧固态发酵方法，在实验室条件下可完全去除 AFB1。研究表明，LGG 能在经过热处理的开心果中吸附 90%的 AFs（初始浓度为 20 ppb，ppb 为 10^{-9}），且不影响开心果的颜色、质地和过氧化值等品质特性（Gonçalves et al.，2020）。LGG 不仅适用于食品领域，还因其对胃酸和胆汁的良好稳定性而能够进入体内肠道。作为发酵菌种，LGG 具备良好的降解性，确保发酵过程的安全性，并不影响产品的口感。然而需要注意的是，尽管 LGG 在肠道环境中表现稳定，但其与毒素的结合较为松散，稳定性受 pH 值、温度、山梨酸离子浓度及搅拌速率等多种因素影响（Kowalczyk et al.，2021），在实际应用前需进行优化。相较之下，酵母吸附的毒素产物较为稳定，毒素难以重新释放，形成不易被人体吸收的复合物，大多随粪便排出体外。因此，酵母菌作为一种相对稳定的真菌毒素吸附剂尤为重要，这主要归因于毒素与其细胞壁上甘露糖形成的特异性互补结构，提升酵母吸附能力是目前研究的重点之一。

此外，植物乳杆菌（*L. plantarum*）不仅具有解毒作用，还是一种天然的生物防腐剂。在养殖中后期，它能有效抑制动物粪便和残余饲料的腐败，减少化学防腐剂的使用和养殖成本，具有重要的生产实践意义（Guan et al.，2021）。

2. 生物菌剂控制展青毒素

微生物对抗霉菌的机制多种多样，包括释放挥发性有机化合物抑制霉菌生长，通过竞争生态位减少霉菌的发病率和严重程度，以及利用竞争空间营养、分泌抗真菌物质、激活植物防御反应和信号传导等途径控制霉菌引起的腐烂。例如，Song 等（2024）发现阿氏芽孢杆菌 AYG1023 能通过释放挥发性有机化合物抑制扩展青霉引起的黄冠梨植株上的青霉病。主要产物 2-壬醇显著抑制菌丝生长和孢子萌发，破坏真菌细胞超结构和细胞膜完整性，减少麦角固醇含量。此外，Bartholomew 等（2023）发现产黄青霉菌 404 和 413 菌株能减少苹果上扩展青霉引起的蓝霉病发病率和严重程度，主要通过竞争生态位而非直接拮抗作用，且两者对多菌灵敏感，有望成为防治苹果蓝霉病的生物制剂。Zheng 等（2023）利用马克斯克鲁维酵母 XZ1 显著降低苹果上扩展青霉引起的腐烂，主要通过竞争空间营养、分泌抗真菌物质、激活防御反应和信号传导等途径，有效控制苹果腐烂并抑制 PAT 积累。另外，研究还表明，酵母 LS28 能抑制扩展青霉感染苹果并降低 PAT 产生，但高浓度下会促进 PAT 合成，同时能调节组织酸化对抗病害（Palmieri et al.，2022）。

Alimadadi 等（2023）通过创新的双培养策略，成功筛选出 50 种具备显著扩展青霉拮抗活性的酵母菌，其中隐球酵母与白地霉菌表现尤为突出，对真菌生长具有显著抑制效果。尽管这些微生物的拮抗潜力已被初步证实，但部分微生物的确切作用机制尚处于研究阶段，有待进一步解析。

微生物在 PAT 的防控中扮演着重要角色，其通过生物降解和生物吸附机制展现出巨大潜力。从酵母到细菌，多种微生物已被证实能有效消除 PAT，且相关降解机制正逐渐清晰（Taheur et al.，2019）。例如，中国汉纳酵母能有效降解 PAT，实验显示其在 30h 内完全降解培养基中的 PAT，且细胞壁及胞外代谢产物参与此过程，提示胞内酶可能起关键作用（Ma et al.，2023a），而莫海威芽孢杆菌 YL-RY0310 的胞内外代谢物对 PAT 的降解效率分别为 62.6%和 56.9%（Ding et al.，2023）。来自季也蒙毕赤酵母的醛酮还原酶（MgAKR）能在体外将 PAT 转化为无毒产物，添加 300 μg/mL MgAKR 可使新鲜梨汁中 PAT 减少 88%而不影响其品质。该酶为水果衍生物脱毒开发提供了理论参考（Zhang et al.，2024d）。其他微生物，如黑曲霉 FS10 能高效降解 PAT，36h 内降解率达 94.72%，主要通过产生胞内酶将其转化为无毒产物（Yang et al.，2023）。另外，枝顶孢属（*Acremonium* sp.）TUS-MM1 能降解 PAT，其胞内外成分均有 PAT 转化活性，可将 PAT 转化为低毒分子，并分泌高活性化合物进一步降低毒性（Mita et al.，2023）。此外，干酪乳杆菌（*Lactobacillus casei* YZU01）展现出对 PAT 的强大降解能力，通过分泌胞外代谢产物和细胞壁吸收，该菌株能在 36h 内完全降解苹果汁和梨汁中的 PAT（Zheng et al.，2020）。

此外，生物吸附作为 PAT 去除的另一有效手段，其安全性在某些方面优于降解机制。例如，酿酒酵母 CCTCC 93161 能吸附去除 PAT，其效率随温度升高和时间延长而提高，受 PAT 初始浓度影响。细胞壁中的蛋白质和多糖是吸附关键（Zhang et al.，2019）。类似地，植物乳杆菌 4F 也展现出强大的 PAT 吸附能力，傅里叶变换红外吸收光谱分析显示，乳酸菌细胞壁上的 C═O、C—H 和 N—H 等主要官能团参与了 PAT 的吸附过程，这些官能团与 PAT 分子形成化学键或氢键，从而实现吸附（Oirdi et al.，2023）。同时，扫描电镜和能谱分析进一步证实了吸附过程中细胞壁形态的变化，表明乳酸菌细胞壁在与 PAT 相互作用后变得不规则，这可能是由于 PAT 分子被紧密吸附在细胞壁上（Li et al.，2020）。

值得一提的是，有些微生物能够同时发挥吸附和降解功能。Ning 等（2024）发现 *K. marxianus* YG-4 对 PAT 的解毒作用包括吸附和降解两个方面。具体而言，其细胞壁上的多糖、蛋白质和部分脂质作为吸附位点，通过羟基、氨基酸侧链、羧基及酯基等吸附基团，以及离子相互作用、静电作用和氢键等强结合力，实现对 PAT 的有效固定，且该结合过程稳定不易洗脱。而降解过程依赖于细胞内特定酶的活性，将 PAT 转化为无毒的脱氧展青霉素酸。此外，*K. marxianus* YG-4 在苹果汁体系中也展现出高效的 PAT 吸附和降解能力，处理后的苹果汁中有机酸与多酚类物质含量显著提升，果汁品质得到明显改善。

3. 生物菌剂控制链格孢毒素

Chaitanya 等（2018）针对辣椒叶斑病的病原菌链格孢（*Alternaria alternata*）进行了生物防治剂木霉（*Trichoderma harzianum*）的拮抗效果评估。木霉从田间土壤中分离出来，并通过显微镜及标准方法确认其种属。在体外，通过双培养板实验对其拮抗活性进行测定，将木霉与链格孢共培养于 PDA 培养基上 7 天。结果表明，木霉对链格孢的抑制率高达 60.71%，展示出其在防控辣椒叶斑病方面的巨大潜力。

尽管硒纳米颗粒（selenium nanoparticles，SNPs）常被用作化学治疗药物和环境改良剂，但其在真菌病原体及其毒素的生物控制方面并无显著作用，且对其识别机制尚缺乏深入研究。为此，Hu 等（2019）利用哈茨木霉 JF309 合成了一种改良的硒纳米颗粒（TSNP），并通过轨道阱高分辨率质谱分析发现，其中包含有机酸及其衍生物等多种活性代谢物，如紫杉酸和 β-癸氧基苯甲酸葡糖酸内酯。TSNP 因硒的定向排列而具备更强的抗真菌效果，使链格孢毒素（TeA）减少 83%，AOH 减少 79%、FB1（减少 63%）和 DON（减少 76%）的含量显著下降，同时抑制了关键生物合成基因 *FUM1*、*PA*、*TRI5* 和 *TRI6* 的表达。此外，TSNP 在人体细胞安全性测试中无显著副作用。

在另一项研究中，Jia 等（2023）从中国新疆地区的番茄种植土壤中成功分离出一株解淀粉芽孢杆菌（*Bacillus amyloliquefaciens*，XJ-BV2007），并鉴定其对链格孢菌（*Alternaria* spp.）的拮抗能力。进一步的研究表明，这株细菌所产生的粗脂肽类化合物在抗真菌活性中发挥了重要作用（Zhang et al.，2024c）。研究人员通过细菌无细胞滤液的抗真菌活性测试发现，粗脂肽能够显著抑制链格孢菌的生长及毒素合成，破坏其菌丝结构与孢子细胞膜的完整性。高效液相色谱-四极杆飞行时间质谱（HPLC-QTOF-MS）分析及牛津杯实验进一步确认了其中的主要活性成分 fengycin 在抑制链格孢菌方面的作用。粗脂肽对链格孢菌的生长和毒素合成均产生显著抑制作用，并显著下调了链格孢菌中关键毒素合成基因的表达水平，减少了 TeA、AOH 和 AME 等毒素的产生。

此外，Sun 等（2023）从链格孢霉菌污染严重的土壤样本中分离出一株地衣芽孢杆菌。在生长拮抗实验中，该菌株未显著抑制真菌生长，其菌落形态表现为扁平、不规则边缘、白色且表面多皱。生长曲线分析表明，其生长约在 10h 后趋于稳定。为测试其真菌毒素降解能力，研究人员将菌株培养于富集培养基中，并加入 1%的接种量和多种终浓度为 1 ppm 的真菌毒素，培养 24h 后检测残余毒素。结果显示，该菌株能够高效降解 96.09%的 ZEN、95.14%的 AOH 和 72.10%的 AME，但对 AFB1 和 DON 无显著降解作用。

4. 生物菌剂控制呕吐毒素

1）细菌降解

在需氧条件下，Ikunaga 等（2011）从麦田土壤中分离出一株诺卡氏菌株 WSN05-2，能将 90%的 DON 转化为 3-epi-DON。Wang 等（2019）从土壤中筛选出一株 *Devosia insulae* A16，能够将 DON 转化为毒性仅为原 DON 毒素 1/10 的 3-酮基-DON。Zhang 等（2020）从渤海 55m 深的海水中分离出一种新型细菌

Pelagibacterium halotolerans ANSP101，在 28℃培养 12h 后可降解 80%的 DON，并生成毒性较低的 3-keto-DON。赖根生等（2021）以苯基环氧乙烷为唯一碳源，从 54 株野生菌中筛选出 DON 高效降解菌——贝莱斯芽孢杆菌（*Bacilus velezensis*）BL-14。在 DON 浓度为 1 μg/mL 时，该菌通过摇瓶发酵 16h，降解率高达 82.63%，并已成功应用于饲料发酵过程中降解真菌毒素。此外，宁雪悦（2024）从 16 份土壤样本中筛选出一株高效降解 DON 的放线菌 ASAG37。在 30℃、pH 7.0 的条件下，该菌能在 11h 内将 10 μg/mL 的 DON 完全降解。在兼性厌氧及无氧条件下，Gao 等（2020）从鸡肠中分离出一株革兰氏阳性非芽孢菌（*Slackia* sp.）D-G6，可在 48h 内将 25 mg/L 的 DON 完全转化为毒性较低的 DOM-1。

2）真菌降解

Nathanail 等（2016）的研究表明，巴斯德酵母可通过糖基化将 DON 的 C3 位羟基转化为 DON-3-*O*-葡萄糖苷（DON-3-*O*-glucoside，D3G），此外，酵母细胞壁还具有吸附 DON 和 D3G 的能力。Pierron 等（2016）进一步研究发现，米根霉和米曲霉菌丝对 DON 具有较强的吸附能力，在搅拌 96h 和 240h 后，最高吸附率分别可达 74%和 90%。本团队首次发现，哈茨木霉也具备类似于植物的糖基化能力，可将 DON 转化为 D3G，从而实现对 DON 污染的有效控制（Tian et al., 2016a, 2016b）。邵春山等（2023）从普洱茶叶中分离出一株毕赤酵母菌（MC-1），在 DON 降解方面表现出显著效果。实验显示，该菌株在含有 DON（1 mg/L）的发酵液中，DON 降解率达到 59.21%；其发酵上清液（DON 1 mg/L）中的 DON 降解率为 54.76%；当与含 DON（1 mg/kg）的豆粕共同发酵 48h 后，DON 降解率为 46.79%。

3）菌群降解

单一菌株对 DON 的降解效率相对有限，从环境中筛选出的由多个菌株组成的微生物菌群通常显示出更好的降解效果。Wang 等（2020a）从小麦叶片中筛选出降解 DON 的微生物复合体，该菌复合体通过两步异构化反应将 DON 转化为 3-keto-DON，同时发现无色杆菌和鞘氨单胞菌在降解过程中显著增殖，表明这两类细菌在降解 DON 的过程中可能发挥了重要作用。在选择性培养和驯化中，Zhai 等（2019）筛选出由 11 种细菌组成的微生物联合体 LZ-N1，其中假单胞菌 Y1 在 50 mg/L DON 下的降解率可达 100%。Wang 等（2023）还从黄粉虫幼虫的粪便中分离出可将 DON 转化为 3-keto-DON 的双菌群，其中假单胞菌（*Pseudomonas* sp.）和德沃斯氏菌（*Devosia* sp.）均能完全降解 DON。

5. 生物菌剂控制玉米赤霉烯酮

Wang 等（2018c）从霉变饲料中分离出蜡样芽孢杆菌 Bc7，在 37℃条件下，于 LB 培养基和模拟胃液中 24h 内对 10 mg/L ZEN 的去除率分别达到 100%和 89.31%。而且 Bc7 能显著保护小鼠的生殖系统和肝脏免受 ZEN 的损害，且有效恢复 ZEN 引起的肠道菌群紊乱。地衣芽孢杆菌 CK1 在 ZEN 污染的玉米粉中培养 36h 后，ZEN 降解率超过 98%。该菌株具有耐酸性、耐胆盐、黏附力和抗病原性等优异的益生特性，既能降低饲料中 ZEN 浓度，又提高饲料中营养物质的消化率（Yi et al. 2011）。Lei 等（2014）从正常肉鸡肠内容物中分离的枯草芽孢杆菌 ANSB01G 在液体培养基中对 ZEN 的降解率达到 88.65%。此外，地衣芽孢杆菌 CK1 在 ZEN 污染的玉米粉中孵育 36h 后，ZEN 降解率超过 98%（Hsu et al.，2018；Ju et al.，2019）。*Bacillus velezensis* A2 作为添加剂，可有效去除饲料中的 ZEN 污染，并保护小鼠免受 ZEN 引起的生化损伤和肝毒性，其对小鼠肾损伤亦具有保护作用（Wang et al.，2018a,2018b）。从鸡盲肠内容物中分离出的细菌菌株 *Bacillus velezensis* ANSB01E 能够有效降解液体培养基和发霉玉米中的 ZEN。而且 ANSB01E 芽孢杆菌对动物病原菌（包括大肠杆菌、金黄色葡萄球菌和沙门氏菌属）表现出良好的抗菌活性。基于基因组的分析显示，ANSB01E 芽孢杆菌中存在编码过氧化物还蛋白和 α/β 水解酶的基因，这可能与 ZEN 降解有关（Guo et al. 2020）。Orso 等（2024）在培养基中添加 1 μg/mL 的 ZEN，24h 后 ZEA 消除率达 99%，并确认其产物不具更大毒性。

其他细菌也表现出良好的 ZEN 降解效果。Imade 等（2023）从山东玉米田中分离出的肺炎克雷伯菌 GS7-1 在 pH 8.0 时对 ZEN 降解率达到 100%。另外，郭倩倩等（2021）从西藏地区分离出的红胶酵母，在 24h 培养后对 ZEN 的清除率达到 90%以上。

目前，酿酒酵母和芽孢杆菌作为安全菌株，已广泛用于饲料中 ZEN 的解毒，展现出良好的应用前景。然而，对降解产物潜在有害影响的研究较少，进一步研究将有助于更好地利用酿酒酵母和芽孢杆菌作为饲料中 ZEN 的解毒剂。

6. 生物菌剂控制伏马毒素

伏马菌素的微生物解毒最早由 Duvick 等（1998）报道，从发霉的玉米籽粒和茎秆组织中分离出微生物，发现它们可以利用 FB1 作为唯一的碳源生长。这些革兰氏阴性菌被鉴定为 *Exophiala spinifera* 和 *Rhinocladiella atrovirens*。Blackwell 等（1999）的进一步研究表明，真菌 *E. spinifera* 能够分泌细胞外酯酶，将 FB1 转化为水解产物，包括氨基多元醇 AP1 和游离三羧酸。已有研究证实，水解后的 FB1 相比于原始的 FB1 毒性显著降低（Collins et al.，2006）。*E. spinifera* 菌株能够以 FB1 为唯一碳源生长并产生降解 FB1 的酶。Blackwell 等（1999）发现，当 *Exophiala spinifera* 在纯培养条件下时，能够分泌细胞外酯酶将 FB1 转化为氨基多元醇。FB1 的生物降解过程主要包括两个步骤：首先由羧酸酯酶将 FB1 水解为 HFB1，然后通过氨基氧化酶将 HFB1 脱氨。

Keawmanee 等（2021）研究发现，利用无细胞提取物处理伏马菌素溶液，其降解率为 30.3%，而在玉米中的降解率为 37.0%。相比对照组，在伏马菌素降解过程中协同作用的水解酶和转移酶表达显著增加，研究表明 *Serratia marcescens* 329-2 是一种具备显著 FB1 降解潜力的细菌。此外，*Sphingomonadales bacterium* KUO56785 表达一种新的羧酸酯酶，通过液相色谱确认其可以水解 FB1（Li et al.，2021）。其他能够降解 FB1 的主要微生物还包括 *Sphingomonas* sp. ATCC5552、*Sphingopyxis* sp. ASAG22、*Pseudomonas* sp.和 *Klebsiella bariicola* VA26 等。

尽管目前针对 FB1 的降解菌株已有较多报道，但其具体降解途径、代谢中间产物以及最终产物的毒性尚未完全明确，在一定程度上限制了这些菌株的广泛应用。因此，未来的研究应聚焦于揭示微生物解毒伏马菌素的代谢路径以及降解产物的安全性，以推动其在实际应用中的潜力。

7. 生物菌剂控制赭曲霉毒素

赭曲霉毒素是一种常见的真菌毒素，主要由曲霉属和青霉属真菌产生，常污染谷类及其制品、咖啡豆、干果、葡萄酒、葡萄汁、香料和甘草等食品，形成全球性污染问题。尤其是谷类及其制品，是人类和动物暴露于 OTA 的主要来源（Wei et al.，2022）。摄入受 OTA 污染的食品后，可能导致肾脏和肝脏损伤，并具有致畸和致癌风险。国际癌症研究机构（IARC）已将 OTA 列为 2B 类致癌物。

近年来，生物处理方法因副作用小、环境友好等优势受到了广泛关注。微生物降解通过利用微生物或其代谢物来分解毒素分子，已被广泛应用于 OTA 的降解研究。Engelhardt 等（2002）通过固体发酵法检测不同菌种对大麦中 OTA 的降解效率。结果表明，经 4 周培养后，平菇（*Pleurotus ostreatus*）对 OTA 的降解率达 77%，其降解产物为 OTα。另外，解毒毛孢酵母（*Ttichosporon mycotoxinivorans*）可将 OTA 降解为苯基丙氨酸和 OTα；肉鸡饲料中添加冻干处理后的酵母菌体，可有效减轻 OTA 对肉鸡生长的影响（Danielle et al.，2023）。据报道，从葡萄酒中分离得到的可高效降解 OTA 的小片球菌（*Pediococcus parvulus*），对 OTA 降解率高达 90%（Cosme et al.，2024）。

一项通过筛选恶臭假单胞菌和红球菌属、短杆菌属的放线菌的研究，发现这些菌株能有效降解 OTA。在含 OTA 的液体合成培养基中，红球菌属和恶臭假单胞菌的吸附作用使 OTA 浓度降低了 8%～28%；短杆菌属的干酪芽孢杆菌 RM101 对 OTA 的降解率达到 100%。此外，从麋鹿粪便中分离出的枯草芽孢杆菌（*Bacillus subtilis* CW 14），对 OTA 的赭曲霉菌（*Aspergillus ochraceus* 3.4412）抑制率达 33%；经灭活处理的枯草芽孢杆菌 CW14 对 OTA 的吸附率达 60%，培养 1 天后，上清液的 OTA 降解率高达 97.6%（Söylemez et al.，2024）。从土壤中分离的不动杆菌 Neg1 和醋酸钙不动杆菌（*Acinetobacter calcoaceticus* 396.1）培养 6 天后，发现其对 OTA 的降解率分别达到 82%和 91%，其降解产物为 OTα。

Peng 等（2022）发现，从土壤中分离的 *Brevundimonas naejangsanensis* ML17 及其代谢物能够高效稳定地降解 OTA 和 OTB，降解率在 15 次连续处理中均达 90%以上。另外，从土壤中分离的无色杆菌属 *Achromobacter* H01 菌株对 AFB1 和 OTA 均具有良好的降解效果，可用于制备微生物组合物，通过喷洒组合物处理材料表面以降解其中的 AFB1 和/或 OTA（Li et al.，2024b）。Zhao 等（2024）发现了一株能降解饲料中 OTA、DON、T-2 毒素并抑制青霉生长的微小杆菌（*Microbacterium*）ASAG1016（CGMCC No. 27247）。此外，*Metarhizium brunneum* IFST-OT3 菌株对 OTA 和 OTB 的降解效率达 100%，并产生了一种对温度和酸性 pH 耐受的解毒酶 Amh1I（Guo et al.，2023）。

研究表明，多种微生物可通过吸附作用去除 OTA，主要包括乳酸菌和酵母菌。

在面团发酵过程中，植物乳杆菌和旧金山乳杆菌分别去除 OTA 的效率达 56%和 51%。将植物乳杆菌、旧金山乳杆菌、短乳杆菌和酿酒酵母混合培养，与 OTA 共培养 40h 后，OTA 的去除率达 68%（Podgórska-Kryszczuk et al.，2022）。进一步的研究表明，乳酸菌细胞对 OTA 的结合是部分可逆的，且受细胞壁疏水性质及电子供体-受体和路易斯酸-碱相互作用的促进。在对 5 个菌属的 15 株乳酸菌的去除能力评价中，OTA 去除率为 8%～28%，未检测到降解产物，表明其去除主要依赖细胞结合。另外发现，嗜酸乳杆菌对 OTA 的去除率高达 97%，该吸附过程与毒素浓度、菌液浓度和 pH 值密切相关。

在酵母方面，来自面包酵母的酵母细胞壁对 OTA 的吸附率高达 62%，吸附效果与 OTA 浓度呈正相关。此外，在乙醇发酵过程中，酵母细胞对 OTA 的去除在发酵末期最为显著（Lee et al.，2024）。在中性条件下，酿酒酵母细胞壁对 OTA 的吸附效果最好，达 55%；而在碱性条件下吸附效果下降。

8. 生物菌剂控制 T-2 毒素

T-2 毒素是一种由禾谷镰刀菌、三线镰刀菌、拟枝孢镰刀菌、茄病镰刀菌和木贼镰刀菌等多种真菌产生的毒素，属于单端孢霉烯族化合物。人畜误食受 T-2 毒素污染的粮食后，可能会出现呕吐、腹泻、腹痛等急性中毒症状，严重时甚至可导致死亡。T-2 毒素还会引发心肌损伤、胃肠道上皮黏膜出血、皮肤组织坏死、免疫系统抑制、神经系统紊乱、心血管系统破坏等问题。已发现多种菌株具有降解 T-2 毒素的能力，如短小杆菌属（*Curtobacterium* sp. 114-2）和细菌 BBSH797。土壤微生物短小杆菌 114-2 可在以 T-2 毒素为唯一碳源的培养基上生长，将 T-2 毒素降解为 HT-2 毒素，HT-2 毒素则进一步转化为 T-2 三醇（Young et al.，2007）。此外，BBSH797 菌株能够将 T-2 三醇进一步降解为 T-2 四醇，还可降解其他多种单端孢霉烯毒素，毒性顺序为：T-2 > HT-2 > T-2 三醇 > T-2 四醇。新型微小杆菌（*Microbacterium* ssp.）ASAG1016 菌株也被证实具有降解 T-2 毒素的潜力（Zhao et al.，2024）。

另外，Ma 等（2023b）从 50 份小麦样品中筛选出 2 株高效降解 T-2 毒素的菌株 AFJ-2 和 AFJ-3。经形态学观察及 16S rDNA 序列分析，初步鉴定为短小杆菌属和芽孢杆菌属的菌株。AFJ-2 和 AFJ-3 菌株分别能在 7h 和 12h 内完全降解 T-2 毒素，其胞内酶对 T-2 毒素具有显著降解效果，且无吸附作用。AFJ-2 菌株将 T-2

毒素转化为 HT-2 毒素和 T-2 三醇，AFJ-3 菌株则降解 T-2 毒素生成新茄病镰刀菌烯醇（NEO）。两株菌对 T-2 毒素的共同作用可产生新的产物 4-脱乙酰-NEO，丰富了生物降解 T-2 毒素的菌种资源库。此外，从低温环境中分离出的 5 株蜡样芽孢杆菌（*Bacillus cereus*），具有对 T-2 毒素的降解能力的菌株，最高降解率达 91%。

9. 生物菌剂控制橘青霉素

橘青霉素（citrinin，CIT）是一种由多种青霉属、曲霉属和红曲霉属真菌产生的次级代谢产物，广泛存在于储存不当的作物、饲料、果蔬和粮食中，如玉米、小麦、大米、坚果等，尤其常见于红曲米。CIT 还可与其他真菌毒素协同作用，增强其毒性，对人和动物健康构成威胁。生物拮抗被认为是最直接、安全且易于接受的污染源控制方法之一。木霉（*Trichoderma hamatum*）作为一种广泛应用的生物防治菌剂，可通过抗病酶活性及营养和空间竞争作用抑制鲜绿青霉菌（*Penicillium viridicatum*）在大米中产生 CIT。另外，酿酒酵母（*Saccharomyces cerevisiae*）也被发现可通过谷胱甘肽运输机制对 CIT 进行脱毒处理（Kamle et al., 2022）。此外，在小麦面粉中添加酿酒酵母 48h 后，CIT 的含量可从 1.1～35.5 ppb 降至 0.8～30 ppb。

有报道筛选出了一株能够降解 CIT 的肺炎杆菌（NPUST-B11），在浓度为 10 ppm 的 CIT 溶液中，经过 5h 的处理后，CIT 的降解率达到 8.67%，10h 后则实现完全降解。然而，肺炎杆菌由于为致病菌，无法直接应用于食品处理。土壤根瘤菌（*Rhizobium borbori*）是一种对人体无害的微生物，已被报道具有降解 CIT 的能力，将 CIT 作为碳源用于生存活动（Kamle et al., 2022）。此外，Wei 等（2024）筛选出一种食腺嘌呤芽生葡萄孢酵母（*Blastobotrys adeninivorans*）MB89 菌株，能够有效抑制青霉菌生长并降解 CIT，同时在复杂的茶叶基质中也具有较强的降解能力。Shen 等（2024）从土壤和实验室菌种库中筛选出一株库德里阿兹威毕赤酵母（*Pichia kudriavzevii*），对 CIT 的最高降解率达 76.78%。

3.3.2 酶制剂

1. 原核表达系统

真菌毒素是由特定真菌产生的有毒次级代谢产物，严重影响农作物的产量与质量。利用生物酶降解真菌毒素具有反应条件温和、降解效率高、产物毒性低等优点。在表达这些降解酶的研究中，大肠杆菌是一种常用的原核蛋白表达系统，其主要优点包括宿主菌生长迅速、培养简单、操作便捷、成本低廉、遗传背景清晰且蛋白表达量高（Tian et al.，2022）。然而，大肠杆菌系统也有一定局限性，诸如难以控制表达时间和表达水平，且产物的生物活性较低。此外，原核系统中翻译后加工修饰体系不完善，易形成包涵体且可能含有内毒素。一般而言，原核表达的流程包括：获取目标基因，将其插入表达载体，转化至宿主菌，诱导靶蛋白的表达。大肠杆菌可以在真菌毒素降解酶的生产中起到重要作用，有助于降低食品和饲料中的真菌毒素污染，进而保护人类和动物健康。

通过基因工程技术，科学家们可将真菌毒素降解酶基因导入大肠杆菌中，利用其作为生产底盘大量制备这些酶。这些酶可用于食品和饲料的加工，确保产品的安全和质量。迄今，已有多种降解酶被发现，包括过氧化物酶、漆酶、羧肽酶和酰胺水解酶等。这些酶的工业应用要求具备高安全性、低成本和高稳定性，然而符合这些条件的酶还很少。因此，通过分子工程改良这些酶，以满足实际应用需求，成为一项重要的研究方向。然而，大多数降解酶的晶体结构尚未解析，这限制了对酶与毒素相互作用机制的深入理解。分析酶的结构和功能，有助于为利用人工智能进行酶的全新设计和基因发现奠定基础 （Shi et al.，2024）。例如，随着 AlphaFold 等计算工具的出现，科学家可以预测蛋白质结构，并探索酶与底物或产物结合的分子机制。通过实验验证，这些工具可以帮助识别酶催化作用的关键残基，从而改造现有酶，提升其热稳定性、催化活性等性能，以便在实际应用中使用。

华中农业大学廖玉才教授团队通过比较基因组学和转录组学，结合特定酶催化反应的生化特性分析，从小麦田土壤中的德沃斯氏菌 D6-9 菌株基因组中鉴定出一种乙醇脱氢酶（QDDH），该酶能将 DON 氧化为 3-酮基-DON。研究还发现了两种醛酮还原酶（AKR13B2 和 AKR6D1），可进一步将 3-酮基-DON 还原为 3-异构-DON。研究团队通过大肠杆菌成功表达了这三种重组蛋白，并在 4h 内实现培养基中 DON 的完全降解，6h 内有效降解小麦面粉中的 DON（He et al.，2020）。安徽农业大学周育教授团队运用比较基因组学筛选出可能对 OTA 具有降解活性的候选基因，通过在大肠杆菌中异源表达和体外活性测试，证实了这些基因的降解能力。此外，他们研究了这些基因的缺失和互补对宿主菌降解能力的影响，从而阐明了多基因协同解毒的机制（Fu et al.，2024）。中国农业科学院农产品加工研究所邢福国研究团队首次揭示了绿僵菌在 OTA 降解中的潜力。他们通过多组学分析、质谱鉴定和原核表达等技术，确定水解酶 Amh1 是实现 OTA 降解的关键酶。Amh1 展现出典型的水解酶结构特征，具有极高的催化效率和热稳定性（30～70℃），且在 pH 值 4～7 稳定性良好。研究显示，Zn^{2+}、Mn^{2+}、Ca^{2+}和 Li^{+}可显著增强其活性，显示出在饲料加工中的广泛应用潜力（Wang et al.，2024）。此外，该团队成功筛选出一株芽孢杆菌（*Bacillus velezensis*）IS-6，在 OTA 降解方面展现出卓越能力。与 1.5 μg/mL 的 OTA 共同培养 24h 后，IS-6 培养上清液的 OTA 降解率达 89%，并且添加 Fe^{2+}和 Cu^{2+}显著提升了其降解效能。通过降解产物的分析，他们发现主要产物为 Otα，其毒性远低于 OTA。基于生物信息学和分子生物学技术，研究团队成功克隆并表达出一种新型 OTA 降解酶 Nh-9。纯化后的 Nh-9 对 1.0 μg/mL OTA 的降解效率高达 68%。该项研究不仅拓展了 OTA 降解酶的基因库，还加深了对 OTA 降解酶作用机制的理解，为研发安全高效的 OTA 降解酶制剂和微生物制剂奠定了重要的物质和理论基础（Jahan et al.，2023）。

河南工业大学谢岩黎教授团队利用异源表达技术，从土曲霉 HNGD-TM15 中成功分离出一种可降解 AFB1 的二肽基肽酶Ⅲ（ADPP Ⅲ）。在 40℃和 pH 7.0 的条件下，ADPP Ⅲ表现出最高的活性；即便在 80℃的高温下，其活性仍保持在 80%以上。通过序列比对和定点突变实验，研究团队鉴定出影响酶活性的关键氨基酸位点。ADPP Ⅲ能将 AFB1 转化为毒性显著降低的 AFD1，斑马鱼肝毒性实验证实了这一降解产物的安全性。该研究揭示了 ADPP Ⅲ在食品和饲料解毒中的潜在应用价值（Zhang et al.，2024b）。此外，团队还分离出一株具有高效降解能力的巨大芽孢杆菌 HNGD-A6，该菌株分泌的胞外酶能够降解超过 90%的 AFB1。降解产物的分子式分别为 $C_{16}H_{14}O_5$ 和 $C_{14}H_{16}N_2O_2$，毒性均显著降低。序列分析显示，AttM 为其关键降解基因，并在 BL21 菌株中成功表达。AttM 在 pH 8.5、80℃的条件下对 AFB1 的降解率达 86.78%，对 OTA 的降解率为 81.32%，对 ZEN 的降解率为 67.82%，展现出对多种毒素的降解能力，为其在食品和饲料工业中的应用提供了潜在价值（Cheng et al.，2023）。

同样，江苏省农业科学院徐剑宏团队筛选并鉴定出能够降解 ZEN 的细菌

Aeromicrobium sp. HA。他们利用转录组学分析揭示了该菌株编码一种新型 ZEN 降解酶 ZenH，该酶表现出较高的催化效率和良好的环境适应性（Hu et al., 2023）。

目前，许多降解酶因仅能对单一毒素起作用而限制了应用范围。针对这一问题，本团队通过密码子优化与基因改造，创建了能够同时降解多种毒素的重组酶，实现了 ZEN 和 OTA 等毒素的快速降解，且产物对多种人类肝、肾细胞无明显毒性（Azam et al.，2019）。此外，本研究团队还从土壤中分离获得一株可以降解 ZEN、AOH、AME 的地衣芽孢杆菌 ZOM-1，并从该菌中获取到一种可降解 ZEN、AFB1、AOH 等多种真菌毒素的 CotA 漆酶（Sun et al.，2023）。

目前，少数毒素降解酶已实现商业化。2014 年，欧洲食品安全局（EFSA）发布了 FUMzyme（Biomin 公司生产）作为饲料添加剂，并于 2022 年对 Biomin 公司的 ZEN 水解酶 Zen A 进行了安全性评估，认为其对所有动物均安全。

与传统方法相比，生物酶降解真菌毒素具有诸多优势。目前，已在大肠杆菌和酵母等系统中成功合成了多种真菌毒素降解酶，且枯草芽孢杆菌、乳酸菌等新型系统也在逐步应用。然而，真菌毒素降解酶的研究仍需进一步努力，以推动其在食品和饲料工业中的应用：①探索更适于工业化的表达系统和高效的降解新酶；②明确降解机制及降解产物结构，进行精确的安全性评估；③利用人工智能和定向进化方法提升酶性能；④制定详细的安全评价与管理程序，确保真菌毒素降解酶的安全使用（Wang et al.，2022b）。

2. 毕赤酵母表达系统

近年来，食品和饲料中真菌毒素污染已成为全球关注的重大问题（Zhang et al., 2022a）。主要常见的真菌毒素包括黄曲霉毒素（AFs）、伏马毒素（FBs）、脱氧雪腐镰刀菌烯醇（DON）、赭曲霉毒素（OTs）和玉米赤霉烯酮（ZEN）。其中，FBs、ZEN 和 DON 可能在田间或收割前开始污染谷物，而 OTs 和 AFs 更易在谷物储存期间产生（Neme and Mohammed，2017）。因此，迫切需要开发高效安全的真菌毒素脱除技术。

在众多脱毒方法中，生物脱毒因其反应条件温和、无毒副产物且能有效防止营养成分流失，已成为控制食品和饲料中真菌毒素污染的有效手段。生物降解酶通过乙酰化、葡萄糖基化、开环、水解、脱氨基和脱羧等反应，将真菌毒素转化为无毒或低毒的代谢物（Adegoke et al.，2023）。其中，生物酶降解法作为一种高效、环保的处理方式正受到广泛关注。然而，当前发现的大多数降解酶为天然酶，通常产量低、活性差、不够稳定，因此限制了其在实际应用中的推广和开发（Li et al.，2024a）。分子生物学和基因工程技术为提升真菌毒素降解酶的产量和活性提供了可行的途径，尤其是通过在不同宿主中克隆和表达目标降解酶基因。这一技术在缓解谷物饲料中的真菌毒素污染方面展现了巨大的应用潜力。毕赤酵母（*Pichia pastoris*）表达系统因其对乙醇氧化酶 1（AOX1）基因启动子的严格调控，具有出色的外源基因表达控制能力。作为当前最常用的重组蛋白表达系统之一，甲醇营养型毕赤酵母已成功用于超过5000种异源蛋白的表达（Garcia-Ortega et al.，2019）。相较于其他真核表达系统，毕赤酵母在蛋白质修饰和生产成本方面具有显著优势。此外，美国食品药品监督管理局于 2006 年将毕赤酵母和酿酒酵母（*Saccharomyces cerevisiae*）认定为“公认安全”（Generally Recognized as Safe，GRAS）菌株，其安全性得到了广泛认可（Zhang et al.，2022a）。目前，在食品和饲料生产领域，已有多种真菌毒素降解酶通过毕赤酵母系统实现了成功表达。

1）玉米赤霉烯酮

ZEN（又称 F2 毒素）是一种由镰刀菌产生的酚类代谢物，对生殖系统具有强烈致畸作用。ZEN 主要污染玉米、小麦及其他谷物，且可存在于原粮、粮食制品以及肉、蛋、奶等整个食物链中（Chhaya et al.，2024）。近年来，研究人员从不同生物源材料中筛选出具有转化 ZEN 能力的候选物，鉴定出关键降解基因，并在毕赤酵母中实现了高效表达。研究报道，锰过氧化物酶（manganese peroxidase，MnP）具有降解多种真菌毒素的潜力。You 等（2024）在毕赤酵母中成功表达了来自黄孢原毛平革菌（*Phanerochaete chrysosporium*）和白囊耙齿菌（*Irpex lacteus*）的 MnP 基因 *Phcmnp* 和 *Irlmnp*，发酵上清液中 PhcMnp 和 IrlMnp 在 5 μg/mL ZEN 溶液中作用 9h 后，ZEN 降解率分别达到 70.78%和 45.13%。Sun 等（2024）从肺形侧耳（*Pleurotus pulmonarius*）和米曲霉（*Aspergillus oryzae*）中筛选出漆酶基因 *Pplac1* 和 *Aolac2*，并在毕赤酵母中重组表达。这两种漆酶均表现出对 ZEN 的降解活性，经过优化降解条件，发酵液上清中 PpLac1 和 AoLac2 对 2 μg/mL ZEN 的降解率分别提升至 78.90%和 80.60%，将 ZEN 转化为毒性降低 98%的 15-OH-ZEN。此外，Song 等（2021）在毕赤酵母 X33 菌株中表达了来源于肺形侧耳的 PpLac2 蛋白，并对其在 ABTS、TEMPO、AS 和 SA 四种底物中的酶学性质及其对 ZEN 的降解能力进行了研究。结果表明，重组蛋白 PpLac2 在 pH 3.5、55℃下表现出最佳活性，并在不同酸碱条件下保持稳定，对高温不敏感（Song et al.，2021）。

为了进一步提高 ZEN 降解酶 ZLHY-6 的分泌能力，Chang 等（2020）构建了包含 zlhy-6 密码子和信号肽的优化表达盒，并在毕赤酵母中优化了相关参数。结果显示，携带葡萄糖淀粉酶信号肽序列的表达菌株中 ZLHY-6 的最高分泌量达到 0.39 mg/mL。在精炼油过程中添加该酶制剂后，原玉米油中 1257.3 μg/kg 的 ZEN 含量降至 13 μg/kg，残留量仅为 3.69%。此外，处理前后总生育酚和甾醇含量的平均值无显著差异。综上，不同来源的 ZEN 降解酶在毕赤酵母系统中发酵均表现出良好的酶活性，为在食品和饲料中高效、安全地去除 ZEN 提供了重要参考依据。

2）脱氧雪腐镰刀菌烯醇

镰刀菌产生的 DON 是食品中常见的毒素之一，而我国是受 DON 危害最严重的国家之一。DON 不仅具有急性毒性（如腹泻、呕吐等），还会引起慢性毒性（包括内分泌紊乱和免疫毒性等）（Ji et al.，2016）。目前，国内外已报道的 DON 转化途径主要包括去环氧化、氧化、异构化、糖基化、谷胱甘肽化、羟基化和异构化等（Tian et al.，2022）。

在酶降解方面，研究人员在毕赤酵母系统中成功表达了来自黄孢原毛平革菌和白囊耙齿菌的 PhcMnp 和 IrlMnp，对 5 μg/mL DON 的降解率分别为 48.93%和 41.64%。进一步优化诱导条件及酶反应参数，在 pH 4.5、40℃条件下对受污染的花生样品进行 10h 处理，显著降低了 DON 含量，处理前后花生中的 DON 浓度分别为 1292.98 μg/kg 和 636.71 μg/kg，降解率达到 50.76%（You et al.，2024）。这表明该毕赤酵母发酵的上清液在实际应用中具有较大潜力。

此外，工业生产中黑曲霉和米曲霉通常被用作漆酶的主要生产宿主，但其产酶能力相对较低（Li et al.，2022b）。已有研究表明，漆酶具有转化 DON 的潜力（Shanakhat et al.，2022）。Sun 等（2024）将漆酶基因 *PpLac1* 和 *AoLac2* 在毕赤酵母中表达，尽管实现了高效表达，但其对 DON 的降解率仅分别为 3.88%和 11.56%。分子对接结果表明，DON 与漆酶无明显结合位点，这解释了 DON 降解率较低的原因。

另外，Tang 等（2023）将德沃斯氏菌（*Devosia* D6-9）来源的醌依赖性脱氢酶（QDDH）基因在毕赤酵母中进行异源表达，结果显示重组 QDDH 蛋白在 12h 内将 20 μg/mL 的 DON 氧化为低毒的 3-酮基-DON，转化率达到 78.46%。Wang 等（2020b）将小麦中的 *Fhb7* 基因克隆至毕赤酵母中进行表达，重组蛋白通过去环氧化将 DON 转化为无毒的 DON-GSH。同时，该基因被转入不同小麦品种中，有效提高了抗赤霉病能力且不影响产量，为小麦抗枯萎病育种提供了重要解决方案。

3）伏马毒素

FB 主要是由串珠镰刀菌和多育镰刀菌在适宜的温度和湿度条件下产生的水溶性次级代谢产物。FB 对食品的污染在全球范围内普遍存在，主要污染玉米及其制品，可导致猪肺水肿综合征和大鼠肝癌等严重的动物疾病，还与人类食管癌的高发密切相关（Yang et al.，2024）。FB 的毒性基团主要包括三羧酸基（—TCA）和氨基（$—NH_2$），目前用于 FB 降解的主要酶类包括羧酸酯酶和氨基转移酶。

本研究团队通过优化羧酸酯酶基因（*fumD*）和转氨酶基因（*fumI*）的序列，并利用融合 PCR 技术连接两者，在毕赤酵母 GS115 中成功表达了重组融合酶 FUMDI。结果显示，重组酶 FUMDI 对 FB1、FB2 和 FB3 等常见伏马毒素均具有较高的生物降解活性。在 24h 内，初始浓度为 5 μg/mL 的各类毒素几乎完全降解。进一步的安全性评估采用人胃上皮细胞系（GES-1），表明 FUMDI 及其降解产物对细胞活力无不良影响，也未引起细胞凋亡、氧化应激或内质网应激反应。这些结果表明，FUMDI 处理的 FBs 降解产物在细胞模型中是安全且有效的（Li et al.，2022）。

此外，Jiang 等（2023）对来自鞘氨醇盒菌 *Sphingopyxis* sp. ASAG22 的羧酸酯酶 FumDM 进行了密码子优化，并与 5 种不同的分子伴侣（PDI、CPR5、ERO1、HAC1 和 Bip）共同表达，以提升其在毕赤酵母 GS115 中的表达水平。研究结果表明，不同分子伴侣的共表达对 FumDM 的 FB1 降解活性有不同程度的增强。特别是当与 PDI 和 CPR5 共同表达时，重组菌株表现出最高的酶活性，分别达到 259.47 U/mL 和 161.34 U/mL，较原始样品分别提高了 635%和 357%。该研究结果表明，羧酸酯酶 FumDM 与折叠辅助蛋白的共表达是一种有效策略，为提升羧酸酯酶的 FB1 降解活性提供了新的视角。

4）黄曲霉毒素

AFT 是由黄曲霉（*Aspergillus flavus*）和寄生曲菌（*Aspergillus parasiticus*）等真菌产生的有毒次级代谢产物，主要包括 18 种亚型，其中 AFB1、AFB2、AFG1 和 AFG2 是最常见且毒性最强的亚型，广泛存在于天然谷物和坚果中，对人类和动物健康危害极大（Yang and Wang，2021）。目前，AFT 的生物降解研究已有进展，发现多种真菌和细菌具备降解 AFT 的能力。You 等（2024）利用毕赤酵母表达了来自黄孢原毛平革菌（*Phanerochaete chrysosporium*）和白囊耙齿菌（*Irpex lacteus*）的 *Phcmnp* 和 *Irlmnp*，重组酶对 AFB1 的降解率分别达到 76.56%和 46.72%。通过优化诱导条件和反应参数，将发酵上清液用于受污染花生样品处理，在 pH 4.5、40℃条件下处理 10h 后，AFB1 毒素含量分别降至 42.7 μg/kg 和 81.41 μg/kg，降解率达 100%和 88.42%。

此外，PpLac1 和 AoLac2 漆酶的毕赤酵母表达，通过优化反应条件，使其对 AFB1 的降解率分别达到 78.51%和 72.27%，其转化产物为 AFQ1，相比 AFB1，毒性降低 90%。利用两种酶的发酵上清液处理受污染饲料，均表现出良好的降解效果（Sun et al.，2024）。另一项研究中，将 3 个黄曲霉毒素降解酶基因 *tv-adtz*、*arm-adtz* 和 *cu-adtz* 在毕赤酵母中异源表达，测得最大酶活分别为 3.57 U/mL、4.30 U/mL 和 2.41 U/mL，降解率最高分别为 45.58%、60.0%和 34.21%。进一步研究发现，在水相、受污染玉米粉和 DDGS 中，酶活最高的重组酶 Arm-ADTZ 对 AFB1 的降解率分别达到 78.94%、56.48%和 24.31%（Li et al.，2024a）。以上研究表明，毕赤酵母可用于黄曲霉毒素降解酶的有效表达，具有较大的应用潜力。

5）赭曲霉毒素

OT 是由曲霉属和青霉菌属的某些病原菌株产生的有害次级代谢产物，是污染谷物食品和饲料的重要真菌毒素。OT 主要包括 A、B、C 和 α 四种衍生物，其中 OTA 毒性最大，产量最高，分布最广。OTA 对肾脏和肝脏有损伤作用，具备致畸性、致癌性及免疫毒性，对人类和动物健康存在重大隐患，其毒性基团为结构中的 *β*-苯丙氨酸。

有研究从嗜酸寡养单胞菌（*Stenotrophomonas acidaminiphila*）中鉴定出一种氨基水解酶 ADH3，其是迄今最有效的 OTA 降解酶之一，能够将 OTA 水解为无毒的 OTα 和 L-*β*-苯丙氨酸。为进一步阐明 ADH3 的分子机制，Dai 等（2023）通过冷冻电镜解析了其结构，并在毕赤酵母中表达了 S88E 突变型 ADH3，其酶活性与大肠杆菌表达系统相当（Luo et al.，2022）。该研究表明，利用工业化生产菌株毕赤酵母生产 ADH3 及其突变体具有良好的应用前景。

3. 马克斯克鲁维酵母系统

马克斯克鲁维酵母（*Kluyveromyces marxianus*）凭借快速生长、高温耐受、多样化代谢路径及细胞壁吸附特性，在真菌毒素的生物解毒中表现出显著优势。该酵母不仅通过细胞壁成分结合毒素，还能够分泌特定酶类高效降解毒素，并通过抑制产毒真菌的生长与毒素合成发挥解毒作用（Cardoso Gimenes et al., 2023）。尽管其在实验研究中表现出潜力，但在实际应用中仍需面对效率优化、产物安全性验证及工业成本控制等关键挑战。本部分旨在系统探讨 *K. marxianus* 的吸附特性、代谢降解能力及拮抗机制，进一步评估其在食品安全领域的应用潜力，为真菌毒素污染问题提供可持续解决方案及工业化路径。

作为一种具有独特生物学特性和广泛工业应用潜力的微生物，*K. marxianus* 在食品、环境及生物技术领域引起广泛关注。其已通过美国 FDA 和欧盟 EFSA 的 GRAS 及 QPS 认证，并获得中国政府批准用于食品和饲料生产，为其工业化应用奠定了坚实的法律和安全基础。生物学特性方面，*K. marxianus* 表现出快速生长、高温耐受、广泛碳源利用以及耐酸耐胆盐等特性，能够在高达 45 ℃的条件下生长，并在低 pH 环境中存活，适用于高温发酵和乳制品加工等工业场景（Kosaka et al., 2022）。代谢能力上，该酵母能够生成乙醇、乳酸、脂肪酸和酯类等高价值产物，同时分泌脂肪酶、蛋白酶及乳糖酶等多种生物催化酶，其细胞壁还具有卓越的真菌毒素吸附能力（Ha-Tran et al.，2020）。这些特性使其在乳制品发酵、生物燃料生产、真菌毒素降解及环境污染治理等领域展现出显著应用潜力（Lyutova and Naumova，2023）。此外，基因组学研究及 CRISPR-Cas9 等基因编辑技术的应用，进一步增强了该酵母在高温耐受性、代谢产物合成及毒素降解等方面的性能，拓宽了其工业化开发的应用场景（Löbs et al.，2017）。综合来看，凭借快速生长、多样化代谢能力和卓越环境适应性，*K. marxianus* 在食品及工业生物技术领域的应用前景极为广阔。

作为一种经认证的食品安全级非传统益生菌，*K. marxianus* 在真菌毒素的生物解毒方面展现出卓越效果。其解毒机制涵盖生物吸附、酶促降解、代谢降解、拮抗产毒真菌及调节宿主免疫反应等多种途径，并对多种毒素（如 DON、AFB1、ZEN、OTA 等）表现出较高的去除效率。这些特性表明，*K. marxianus* 在降低食品及饲料中毒素污染方面具有重要应用潜力，是应对真菌毒素污染的一种极具前景的可持续解决方案。

1）生物吸附机制

K. marxianus 的生物吸附主要依赖其细胞壁中多糖（如 β-葡聚糖和甘露聚糖）及糖蛋白的物理化学作用，从而实现对多种真菌毒素的高效去除（Ning et al.，2024）。β-葡聚糖通过其富含羟基和羧基的功能团，与毒素分子形成氢键和静电相互作用，吸附率可超过 80%（Hamza et al.，2019）。甘露聚糖则通过络合作用和疏水作用，增强了对带疏水基团毒素（如 ZEN）的结合能力；糖蛋白则通过离子交换提高了 OTA 的吸附效率（Yiannikouris et al.，2006）。动力学研究进一步揭示了其吸附过程由物理吸附主导的准一级模型和化学吸附主导的准二级模型组成，对 OTA 的吸附则以化学作用为主（Siri-Anusornsak et al.，2024）。

吸附效率受多种环境因素的影响。例如，酸性条件（pH 2.0）显著增强了对 AFB1 的吸附能力，而高毒素浓度可能因吸附位点饱和而限制效率的提升。在环境压力下，*K. marxianus* 的细胞壁能够通过适应性重构增强吸附性能，例如高毒素浓度诱导 β-葡聚糖含量增加，从而提升吸附能力（Pereyra et al.，2024）。

通过基因编辑（如 CRISPR-Cas9）和代谢工程对细胞壁结构和功能进行调控，可以进一步提高其对特定毒素的选择性吸附效率，从而为精准解毒技术提供了重要的研究方向。此外，该酵母还能够分泌特定酶类，将吸附的毒素降解为低毒性产物。例如，OTA 的酶促水解降解率可达 73.7%（Cardoso Gimenes et al.，2023）。研究表明，吸附后的毒素可能通过胞吞作用进一步代谢，而优化培养条件则有助于减少毒素再释放，确保解毒过程的稳定性。

K. marxianus 的吸附能力还受到毒素分子结构（如极性、疏水性和分子大小）的显著影响，其对 AFB1 的吸附效率高于 OTA（Perpetuini et al.，2019）。通过纳米尺度的细胞壁修饰和孔隙结构优化，有望进一步提升其吸附性能，为生物吸附技术的发展提供创新方向。

总体而言，*K. marxianus* 依赖其细胞壁成分的物理化学作用及其代谢活性，实现了对多种真菌毒素的高效吸附和降解。结合基因工程和代谢调控技术优化其细胞壁结构与功能，该酵母在食品及饲料领域的真菌毒素污染防控中展现出广阔的应用潜力，为应对真菌毒素污染提供了重要的理论支持和实践指导。

2）代谢降解机制

K. marxianus 在真菌毒素代谢降解中展现出显著优势，其机制涵盖酶促降解和代谢调控两个核心层面。这种协同机制为其高效解毒提供了基础支持。酶促降解是代谢降解的关键，通过多种功能性酶对毒素进行化学修饰或分解，显著降低毒性。解毒酶能够破坏毒素的活性结构，例如，环氧化物水解酶通过开环反应破坏 AFs 的环氧基团（Wu et al.，2020），过氧化物酶通过氧化作用降解 DON 和 AFs 的烯醇基（Qin et al.，2021），而单加氧酶则通过氧化修饰降低 ZEN 的毒性（Reyes-Sánchez et al.，2019）。此外，分解酶通过水解和脱氨等反应切断毒素分子的化学键，如水解酶降解伏马毒素的脂肪酸链（Wu et al.，2023），而脱氨酶则去除毒素的活性氨基基团（Mahor and Prasad，2018）。修饰酶（如谷胱甘肽 S-转移酶和糖基转移酶）通过添加或转移化学基团增强毒素的水溶性，从而促进其排泄（Jakopović et al.，2024）。这些酶类的协同作用使 *K. marxianus* 能够有效降解多种真菌毒素。

代谢调控进一步增强了酶促降解的效率。通过动态调节基因表达、代谢网络及环境应激响应，*K. marxianus* 优化了降解能力。毒素刺激激活了信号通路（如 MAPK 和 cAMP-PKA），诱导降解酶基因的表达并加速酶的合成（Hua et al.，2019）。中央代谢途径（如三羧酸循环和戊糖磷酸途径）提供 ATP 和 NADPH，为酶促反应提供能量和还原力（Kosaka et al.，2022）。此外，氧化应激响应通过上调抗氧化酶（如超氧化物歧化酶和过氧化氢酶）清除降解过程中产生的活性氧（ROS），从而维持细胞氧化还原平衡并保护细胞免受毒素中间产物的损伤（Varela et al.，2019）。同时，*K. marxianus* 通过囊泡运输隔离未完全降解的毒素，或利用多药外排泵（如 ABC 转运蛋白）将中间产物排出胞外，从而降低毒性并增强环境适应性（陈道波等，2021）。

综上，酶促降解与代谢调控的协同作用是 *K. marxianus* 在真菌毒素代谢降解中的显著特点。酶促降解通过直接作用于毒素实现化学转化，而代谢调控通过基因调节和资源分配优化为酶促反应提供支持。这种多层次协同机制使 *K. marxianus* 能快速适应毒素胁迫并高效降解复杂毒性分子，为真菌毒素污染的生物治理提供了理论基础和应用参考。

3）酶促降解机制

作为一种具有多样化酶系统的酵母，*K. marxianus* 能通过酶促反应实现多种真菌毒素的高效降解。这一过程依赖于特异性酶的分泌，并通过化学修饰、分子裂解及结合失活等机制，将毒性显著降低或完全转化为无毒产物。化学修饰与功能基团破坏是其关键降解路径。例如，环氧化物水解酶通过开环作用破坏 AFs 的环氧基团，将其转化为低毒中间产物（Wu et al.，2020）；木质素降解酶（如漆酶和锰过氧化物酶）能够裂解芳香族毒素的分子结构，将 AFs 的芳香环降解为无毒小分子（Molina et al.，2023）。结合与失活机制则通过结合酶（如谷胱甘肽 S-转移酶，GST）催化毒素与其他分子形成稳定的非活性复合物，从而阻止毒素扩散，在 DON 和 FBs 的处理中表现尤为显著（Jakopović et al.，2024）。

K. marxianus 的优势还体现在其显著的代谢灵活性和工业适用性。其在高温条件下能保持稳定的酶活性，使其成为工业解毒应用的理想菌株。此外，其基因组的高度可塑性使得通过代谢工程和合成生物学手段优化酶表达或引入新型降解酶基因成为可能，从而进一步增强降解效率并拓宽其毒素处理范围（Molina et al.，2023）。同时，*K. marxianus* 能与其他微生物协同作用，构建联合降解体系以提升降解效率并拓展应用场景（Fonseca，2022）。

通过多样化酶促反应机制和绿色、可持续的解毒策略，*K. marxianus* 在真菌毒素降解中的表现卓越。这不仅为食品安全领域提供了切实可行的解决方案，也为工业解毒技术的创新发展开辟了广阔的应用前景。

4）对产毒真菌的多重拮抗机制

K. marxianus 是一种广泛应用于食品和发酵工业的酵母，展现出显著的拮抗产毒真菌（如黄曲霉和伏马菌）的能力。其拮抗机制涉及资源竞争、抗真菌代谢产物分泌、酶促细胞壁破坏以及毒素合成抑制等多个方面。

在资源竞争方面，*K. marxianus* 通过快速生长占据生态位，减少产毒真菌的生存空间和营养获取，从而显著抑制其生长。例如，在共培养实验中，该酵母对灰霉菌孢子萌发的抑制率高达 88%，并有效降低了灰霉菌的生长面积（Dos Santos et al.，2023）。此外，特定菌株（如 YSL3 和 YSP12）对黄曲霉的定植和 AFB1

的产生具有显著抑制作用，其抑制率最高可达 64%，同时显著减少体内毒素含量（Natarajan et al.，2023）。

K. marxianus 还能够分泌多种抗真菌代谢产物，包括乙酸、乳酸等有机酸，香茅醇、2-苯乙醇等醇类，以及挥发性有机化合物（VOCs）。这些代谢产物通过抑制孢子萌发、破坏细胞膜结构、干扰氧化还原系统以及引发氧化损伤等机制，显著抑制真菌生长和毒素合成（Wu et al.，2023）。例如，香茅醇通过破坏真菌细胞膜和氧化还原系统，有效抑制了扩展青霉菌的孢子萌发和生长（Ning et al.，2024）。研究显示，黄曲霉在暴露于 *K. marxianus* 分泌的 VOCs 时，其生长在 7 天和 14 天后分别减少 99%和 93.2%，并且毒素合成显著下降（Natarajan et al.，2023）。

酶促机制是 *K. marxianus* 另一重要的拮抗途径。其分泌的几丁质酶和 *β*-1,3-葡聚糖酶等水解酶能够直接破坏产毒真菌的细胞壁并诱发细胞裂解（Dos Santos et al.，2023）。实验表明，*N*-乙酰氨基葡萄糖能够显著诱导 *K. marxianus* 水解酶的分泌，从而增强其对扩展青霉菌的拮抗效果。电镜观察进一步证实了这些水解酶破坏真菌细胞壁的能力（Wu et al.，2023）。此外，*K. marxianus* 的代谢产物能够通过下调产毒真菌毒素合成的关键基因（如 *aflR* 和 *aflS*）来抑制毒素的生成，这为食品和饲料安全提供了新的应对策略。

综上所述，*K. marxianus* 通过资源竞争、抗真菌代谢产物分泌、酶促细胞壁破坏以及毒素基因调控等多重机制，展现了抑制产毒真菌和减少真菌毒素累积的显著能力。其在保障食品安全和饲料质量方面具有重要的应用潜力。这些研究不仅深化了对微生物拮抗机制的理解，也为食品和饲料工业中真菌毒素的控制提供了理论基础和实践指导。

5）宿主免疫调节增强机制

K. marxianus 在真菌毒素生物解毒过程中通过多层次的宿主免疫调节展现出显著的保护作用。其细胞壁成分（如 α-D-甘露聚糖、β-葡聚糖和多糖）能够激活宿主免疫细胞，尤其通过促进一氧化氮（NO）的生成以及诱导巨噬细胞的有丝分裂，增强宿主对真菌毒素的抵御能力（Rassmidatta et al.，2024）。研究表明，*K. marxianus* 提取物中的 β-D-甘露聚糖通过与甘露糖受体（CD206）和葡聚糖受体（Dectin-1）结合，显著促进巨噬细胞的分裂与增殖，并通过激活诱导型一氧化氮

合酶（iNOS）释放 NO，从而实现免疫调节与抗感染作用。此外，其免疫调节效应还体现在炎症因子的动态平衡上。通过提高抗炎因子 IL-10 的表达水平，同时稳定促炎因子 IL-6 的分泌，*K. marxianus* 在真菌毒素引发的炎症模型中成功缓解了炎症反应并减轻了组织损伤（Rassmidatta et al.，2024）。

在调控炎症反应的同时，*K. marxianus* 还通过优化宿主肠道微生物群的组成（如增加乳酸杆菌和阿克曼菌属的丰度），显著增强了肠道屏障功能。这种微生物群的优化不仅降低了真菌毒素通过肠道屏障进入血液的风险，还提升了宿主整体防御能力（Rassmidatta et al.，2024）。此外，*K. marxianus* 的代谢产物可显著提高抗氧化酶[如谷胱甘肽过氧化物酶（GSH-Px）、超氧化物歧化酶（SOD）和过氧化氢酶（CAT）]的表达水平，增强宿主细胞应对氧化应激的能力（Saini et al.，2017）。实验数据显示，经过 *K. marxianus* 处理的细胞，其抗氧化酶活性显著提升，从而有效减轻氧化应激对细胞的损伤，并增强其抗应激能力。

综上，*K. marxianus* 通过激活免疫细胞、调控炎症因子、改善肠道微生物群结构以及增强抗氧化防御等多重机制，显著缓解了真菌毒素对宿主的损害，并提升了毒素清除效率。这些机制为 *K. marxianus* 在生物解毒领域的应用提供了重要的理论基础，并展示了一种绿色高效的解毒策略，具有广泛的应用潜力。

K. marxianus 在真菌毒素解毒领域展现出巨大的应用潜力。其独特的生物吸附和降解能力不仅为食品与饲料安全提供了重要保障，还在环境修复和农业生产等领域开辟了新的可能性。结合先进的基因工程技术，该酵母为应对真菌毒素污染提供了一种创新性解决方案。尽管在工业化应用中仍面临一定的技术挑战，但通过多组学技术的整合、代谢网络的优化以及环境适应性的增强，其未来应用前景将更加广阔。

随着全球生物技术的不断发展，*K. marxianus* 有望成为解决真菌毒素污染问题的重要工具。通过持续的研究与技术创新，该酵母将在推动相关产业可持续发展方面发挥关键作用，为食品安全、环境保护及农业生产提供更加高效、绿色的解决方案。

3.3.3　天然活性物质

病原真菌可感染多种农作物，造成严重病害，导致粮食和饲料大量减产，并因毒素污染对人类及家畜健康构成重大威胁。某些真菌，如镰刀菌属、曲霉属、青霉属及链格孢菌属，会产生多种真菌毒素，包括单端孢霉烯族毒素（TCs）、玉米赤霉烯酮（ZEN）、伏马毒素（FBs）、黄曲霉毒素（AFs）、赭曲霉毒素（OTA）、展青霉素（PAT）及链格孢菌毒素等。这些毒素具有肝毒性、肾毒性及致癌性，在食物链中积累且难以彻底清除。

现有的脱毒方法中，物理方法包括高温处理、辐照及无机吸附剂吸附，但这些方法通常成本高、营养损失大，且安全性较低。化学方法如臭氧、二氧化氯、碱性物质处理虽有效果，但存在降解不完全、降低饲料适口性及二次污染等问题。相比之下，生物方法包括以下三类：①利用拮抗微生物抑制真菌的毒素产生；②利用有益微生物和脱毒酶解毒毒素；③通过基因改良提高作物抗毒性。这些生物方法具有安全、环保且特异性强的优势（Tian et al.，2022）。

从粮食和饲料生产源头控制真菌毒素污染，是防止其危害的最有效措施。天然活性物质因其安全、无公害、抑菌范围广的特点，近年来被广泛研究并应用于抵御真菌定植、生长及相关农作物病害、采后腐烂、腐败变质及真菌毒素污染等领域（Alharthi et al.，2021）。其中，一些活性物质可影响真菌细胞壁或细胞膜的完整性、线粒体功能、产毒基因或相关酶的表达，并可调控真菌氧化应激环境，甚至参与中枢代谢或激发植物组织的自然防御系统（Zhou and Sun，2022）。

当前，热点研究的天然活性物质包括酚类、生物碱类、萜类和挥发油等化合物。生物碱通过作用于病原菌的细胞膜、基因和酶类，达到防治效果（Zhao et al.，2019）。黄酮类则能通过对病原菌生物膜、酶类以及抗氧化作用实现抗病功效（Rachmawaty et al.，2019）。萜类主要通过改变病原菌的细胞膜通透性并抑制菌丝生长来产生防治效果，而挥发油则通过破坏病原菌细胞膜，导致细胞内容物外渗，使病原菌死亡。

在谷物，特别是荞麦中的次生代谢产物的抗氧化活性与抗真菌及抗毒素污染能力密切相关。曲霉的次生代谢受某些抗氧化生物活性化合物（如酚类）的调节。近年来，有学者利用 RNA-seq 发现槲皮素可以通过调控发育和黄曲霉毒素基因的表达来抑制黄曲霉毒素产生（Li et al.，2019）。百里香酚和木兰酚通过调控 *Tri5* 基因表达来抑制 DON 的合成，但对禾谷镰刀菌的生长没有影响

（Oufensou et al.，2020）。白藜芦醇及其酯化衍生物对植物病原真菌也具有显著的抑菌活性（Song et al.，2021）。单宁酸则通过破坏细胞膜和细胞壁抑制指状青霉，还可靶向线粒体或过氧化物转运体，抑制展青霉素在扩展青霉中的生物合成与积累（Tragni et al.，2021）。茶多酚，特别是表没食子儿茶素没食子酸酯（EGCG），对念珠菌具有 pH 依赖性的抗真菌活性，可能与麦角甾醇相互作用，并在与唑类药物联合使用时具有显著的协同效应（Behbehani et al.，2019；Hinojosa-Nogueira et al.，2021）。姜黄素作为一种可食用的环保色素和香料，已获准用于对抗多种念珠菌及其生物膜，显示出潜在的治疗替代品作用（Narayanan et al.，2020）。

植物提取物，尤其是天然膳食香料，富含多种生物活性成分，如生物碱、黄酮类和香豆素类化合物（Makhuvele et al.，2020）。据报道，肉桂酸和戊二醛通过破坏柑橘果皮细胞膜或细胞壁的完整性和通透性，有效保护柑橘果实免受酸腐病菌、意大利青霉和指状青霉等采后病害的侵害（Cheng et al.，2021；Che et al.，2020）。大蒜提取物中主要含有硫代亚硫酸盐、黄酮和多酚类成分，这些物质已被证实对扩展青霉等真菌具有抑制作用（Corbu et al.，2021）。

目前已发现的生物碱类化合物超过 21000 种，广泛分布于茄科植物的种子、果实、花和茎中，结构多为环状，氮元素包含在碳环内。在抑菌过程中，C1、C2、C9 和 C10 位置的羟基取代基经常发生结构替代反应。生物碱的常见类型包括异喹啉类、吲哚类和哌啶类生物碱，其中 *N*-甲基四氢原小檗碱、原小檗碱和苯胺类生物碱的 C2 和 C3 位置上的四阶碳和亚甲二氧基在提升抗病毒、抗菌及抗真菌活性方面起到重要作用。在生物碱类化合物的结构优化过程中，C2 和 C3 位置上的四阶碳和亚甲二氧基是重点优化位点，可增强其抑菌效果。

在这些活性化合物中，精油尤其是挥发性精油，因其环保、安全的特性被认为是理想的替代品。挥发性精油主要来源于芳香植物，是脂溶性的天然化合物，通常被认为是安全的。在实验中，使用浓度为 25 μg/g 和 50 μg/g 的生姜精油作为熏蒸剂处理辐照玉米颗粒，5 μL/mL 的迷迭香精油及 0.25 μL/mL 的丁香精油均显示出抗真菌和抗黄曲霉毒素的效果（Nerilo et al.，2020；Oliveira et al.，2020）。八角茴香果实的挥发物（主要成分为反式茴香酚、雌二醇和茴香素）以及水提取物（主要成分为香豆素、芹菜素和迷迭香）也表现出抑菌效果，在 100 μL/mL 液体培养基中可最大限度减少真菌毒素的分泌（Sabry et al.，2021）。

萜（terpenes）类化合物是植物中广泛存在的天然有机化合物，分子结构多样，包括单萜、倍半萜、二萜和三萜等，已知种类超过 50000 种。这些化合物在植物体内具有多种生物学功能，如作为防御机制、吸引授粉者、抵御病虫害等。萜类化合物的抗菌活性使其成为植物源抗菌剂的重要组成部分。有学者从澳大利亚本土草本植物 *Neurachne alopecuroidea* 中分离出一种含炔键化合物，显示对樟疫霉 *Phytophthora cinnamomi* 有显著的抑制作用，MIC 为 0.98 μg/mL；从矢车菊属植物 *Centaurea thessala* 中分离出一种内酯型倍半萜，对黑曲霉菌（*Aspergillus niger*）和赭绿青霉（*Penicillium ochrochloron*）均具有良好抑菌活性，MIC 均为 0.25 μg/mL。从爵床科植物 *Hypoestes serpens*（Vahl）R. Br.中分离出的二萜 fusicoserpenol A 和 dolabeserpenoic acid A，对瓜枝孢（*Cladosporium cucumerinum*）和白色念珠菌（*Candida albicans*）有较强的抑制作用；从日本柳杉[*Cryptomeria japonica*（Linn. f.）D. Don]中分离的二萜 cryptoquinone 对链格孢菌（*Alternaria alternata*）和稻瘟病菌（*Pyricularia oryzae*）具有一定抑制效果。

尽管天然活性物质在控制粮食中真菌毒素污染方面具有一定潜力，但其实际应用仍面临诸多挑战。这些物质的活性可能受环境条件和存储条件的影响，因此需要进一步研究其稳定性和有效性。对于已经受到真菌毒素污染的粮食，则需结合其他方法，如物理去除、化学处理或生物降解等，以降低其危害。

综上所述，天然活性物质在粮食中真菌毒素污染控制方面具有广泛应用前景，但仍需进一步研究和探索其在实际应用中的效果和可行性。

3.4　生物合成关键因子

小麦赤霉病（*Fusarium* head blight，FHB；又称 *Fusarium* ear blight，FEB 或 wheat scab）是影响小麦产量和品质的主要病害，不仅导致巨大经济损失和资源浪费，还会在感病作物中产生大量持久存在的真菌毒素，这些毒素在粮食后期的处理和加工过程中难以彻底清除。DON 是全球谷物中最常检测到的真菌毒素，属于一种倍半萜烯类次级代谢产物，主要由禾谷镰刀菌及其他镰刀菌属真菌产生，是一类单端孢霉烯族毒素。至今已发现超过 200 种单端孢霉烯化合物，根据其化学结构特征不同可分为 A、B、C 和 D 四个类型，均含有一个核心结构，其主要差异体现在五个碳原子上的不同基团。DON 属 B 型单端孢霉烯毒素，其特点是 C8 位碳原子上含有羰基（—C═O），同时具备一个 9,10-双键和 C12,13-环氧基团（图 3.1）。DON 理化性质稳定，不易分解，通常在粮食或食品加工过程中难以去除，即使在 140℃高温高压处理 30min 后依然稳定存在。鉴于 DON 的高检出率及其毒性危害，深入了解 DON 的生物合成机制及其调控因子，找出关键控制靶点，对于开发防治禾谷镰刀菌感染的有效策略具有重要意义。

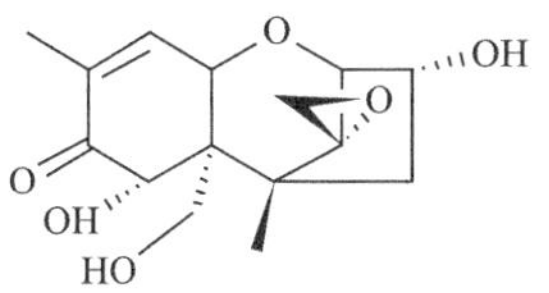

图 3.1　脱氧雪腐镰刀菌烯醇的化学结构

3.4.1　DON 的生物合成过程——单端孢霉烯基因簇基因

DON 的生物合成在禾谷镰刀菌中由一系列酶促反应完成，这些酶主要由 15 个 *TRI* 基因编码。目前，禾谷镰刀菌 PH-1 的全基因组序列已被深度测序并分析，揭示 DON 的生物合成过程是由镰刀菌属三类单端孢霉烯基因簇中的合成基因共同完成的。编码 DON 合成酶的基因在进化过程中形成了三个独特的基因簇，分布于禾谷镰刀菌基因组的不同染色体上。其中，核心 *TRI* 基因簇位于 2 号染色体上，*TRI1* 和 *TRI16* 形成的基因簇位于 1 号染色体上，而单个基因 *TRI101* 位于 4 号染色体上（图 3.2）。

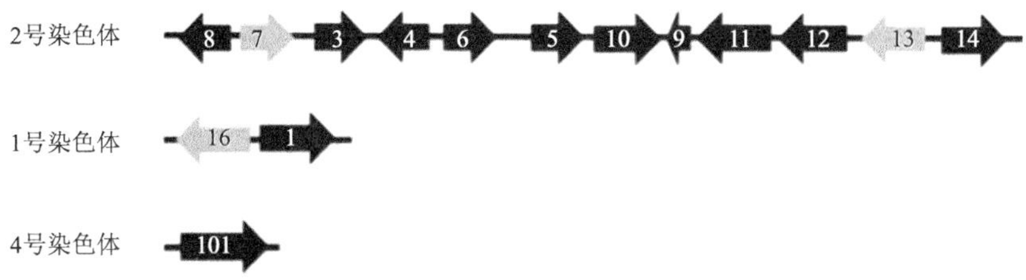

图 3.2　禾谷镰刀菌 DON 合成相关 *TRI* 基因簇在染色体上的分布

乙酰辅酶 A（acetyl-CoA）作为多种分解代谢过程中的重要代谢中间体，除进入三羧酸（tricarboxylic acid，TCA）循环为生物体氧化呼吸链提供底物外，还在真核生物中充当氨基酸、脂肪酸和甾醇重新合成的前体。在禾谷镰刀菌中，乙酰辅酶 A 通过甲羟戊酸途径（mevalonate process）生成法尼基焦磷酸（Farnesyl pyrophosphate，FPP），后者作为 DON 生物合成的关键前体进入合成途径。

DON 的生物合成首先由 *TRI5* 编码的单端孢二烯合成酶催化，将 FPP 环化生成单端孢二烯（trichodiene，TDN）。随后，TDN 经过 *TRI4* 编码的多功能细胞色素 P450 单氧化酶进行连续四步氧化，最终形成异构单端孢霉三元醇（isotrichotriol）。在此过程中，*TRI4* 基因的产物负责一系列氧化反应，若 *TRI4* 被敲除，则反应即停止。异单端孢三醇在进一步的表构化和自发环化反应后生成异构木霉菌醇（isotrichodermol）。之后，经由 *TRI101*、*TRI11*、*TRI3* 基因的依次催化，形成中间产物丽赤菌壳素（calonectrin，CAL）。*TRI101* 催化 C3-OH 的乙酰化形成 3-乙酰-异构木霉菌醇；*TRI11* 编码的 P450 单加氧酶催化 C15 位的羟基化生成 15-脱乙酰 CAL，而 *TRI3* 编码的 15-*O*-乙酰基转移酶将 15-脱乙酰丽赤菌壳素转化为 CAL。*TRI1* 编码的 P450 单加氧酶则在 C7 和 C8 位进行氧化反应，最终生成 7,8-二羟基丽赤菌壳素。C15 位的乙酰化是 DON 合成必需的一步。该 FPP 至 CAL 的转化途径在产 A 型和 B 型单端孢霉烯的镰刀菌属中均存在（图 3.3）。

3-ADON 和 15-ADON 是禾谷镰刀菌产生的 DON 的两种重要衍生物。在产 3-ADON 的菌株中，由 *TRI8* 编码的酯酶催化 3,15-ADON 的 C15 去乙酰基反应生成 3-ADON；而在产 15-ADON 的菌株中，*TRI8* 则催化 3,15-ADON 的 C3 去乙酰基反应生成 15-ADON。*TRI8* 编码区的差异序列使不同菌株的 Tri8 酶活性发生改变，从而决定了镰刀菌的 3-ADON 和 15-ADON 化学型。*TRI13* 和 *TRI16* 基因在禾谷镰刀菌中为假基因，可能由于进化过程中发生区段缺失或突变，无法编码功能正常的酶，因而不参与 DON 的生物合成。

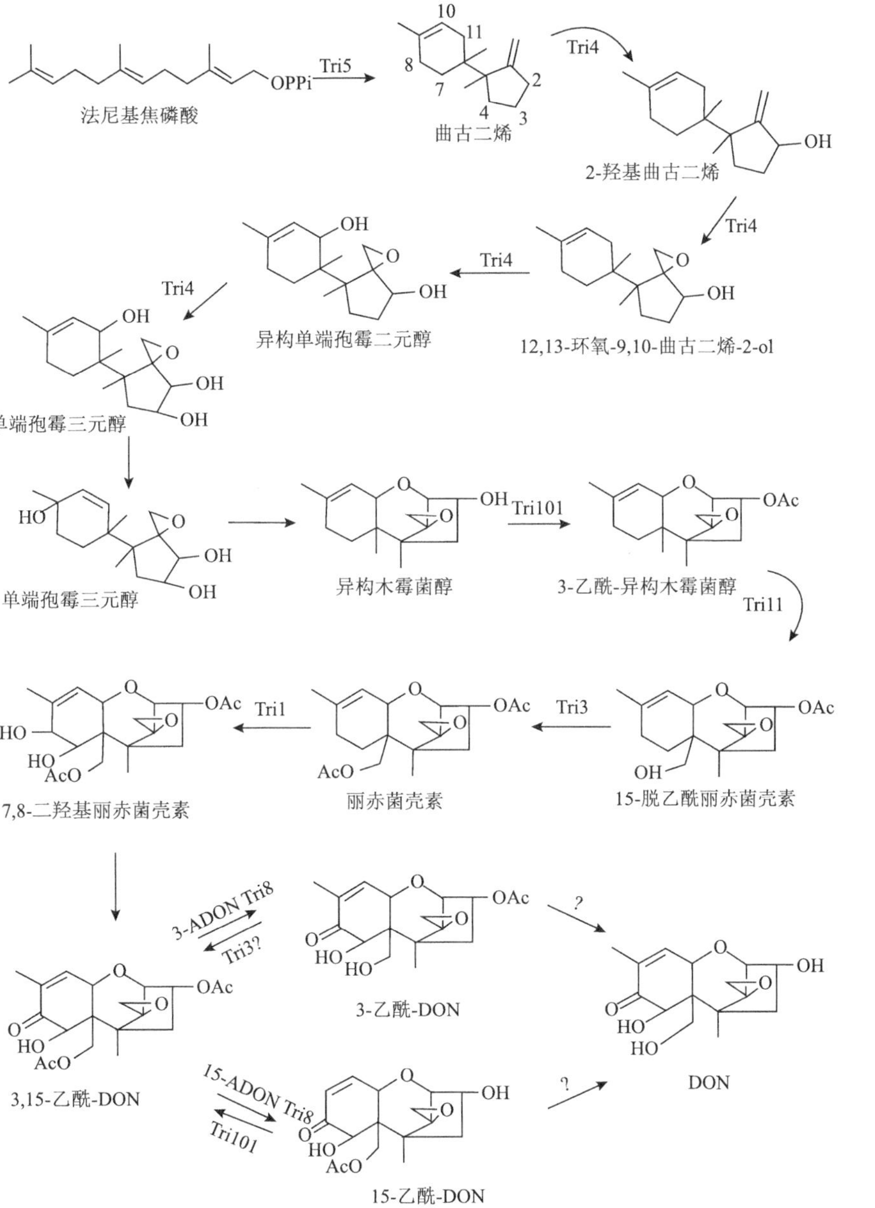

图 3.3　禾谷镰刀菌脱氧雪腐镰刀菌烯醇生物合成途径

3.4.2　基因簇内部的特异性转录因子

在 DON 生物合成途径中，特异性转录因子 Tri6 和 Tri10 等调控因子发挥了关键作用。禾谷镰刀菌的 *TRI* 基因簇中包含两个转录调控元件（*TRI6* 和 *TRI10*），

负责 *TRI* 基因的转录调控。*TRI6* 编码一个 Cys_2-His_2 型转录因子，可结合 *TRI* 基因启动子上的 5′-TNAGGCCT-3′序列，正向调控 *TRI* 基因的表达。研究表明，敲除 *TRI6* 或 *TRI10* 后，DON 的产量显著降低，同时多个参与 DON 生物合成的 *TRI* 基因表达量也显著下降，显示 Tri6 在 DON 合成途径中具有特异性调控功能，是该途径中的核心转录因子。*TRI10* 则编码一个未知结构域的蛋白，其敲除后，各 *TRI* 基因的表达明显下调。在禾谷镰刀菌 PH-1 的 *TRI10* 敲除突变株中，虽然 *TRI6* 表达未显著降低，但 DON 产量依然明显减少。最新研究发现，在Δ*TRI6* 和Δ*TRI10* 突变体中，TRI5 基因的反义转录本大量积累，抑制了 DON 毒素的生物合成，揭示了特异性转录因子在 DON 生物合成调控中的新机制。

在从乙酰辅酶 A 到 FPP 的代谢反应中，Tri6 的缺失显著影响了 8 种与此过程相关酶的编码基因表达，包括乙酰辅酶 A 乙酰转移酶、羟甲基-戊二酰辅酶 A 合成酶、羟甲基-戊二酰辅酶 A 还原酶、甲羟戊酸激酶、磷酸甲羟戊酸激酶、甲戊酸二磷酸脱羧酶、异戊烯基焦磷酸异构酶及法尼基焦磷酸合成酶。*TRI6* 编码的转录因子在类异戊二烯生物合成基因的调控中同样扮演重要角色。

3.4.3 环境因素应答转录因子

真菌的次级代谢过程与环境因素密切相关。研究显示，大多数真核生物转录因子的氨基酸序列包含 DNA 结合域（DNA-binding domain，DBD），如 Zn（Ⅱ）2Cys6/C2H2 锌指结构域、GATA、螺旋-环-螺旋（helix-loop-helix，HLH）和碱性亮氨酸拉链（basic leucine zipper，bZIP）结构域。在禾谷镰刀菌中，同样存在这些特异结构域的转录因子，尤其是其在 *TRI* 基因表达调控中的作用已被逐步揭示。

与甾醇生物合成相关的转录因子 FgSR 可与染色质重塑复合体 SWI/SNF 相互作用，通过改变染色质构象结合至甾醇生物合成基因的启动子区域，控制其转录活性，进而影响 DON 生物合成。FgSR 缺失显著降低了禾谷镰刀菌的侵染力，DON 产量也随之下降。

氮源是真菌生长和次级代谢中必需的营养物质，氮源代谢的调控主要通过 GATA 家族的转录调控因子（如 AreA 和 AreB）实现。AreA 作为镰刀菌次级代谢产物合成的关键调控因子之一，其在 *TRI* 基因簇表达中调节染色质结构，以应对亚硝化胁迫。在禾谷镰刀菌感染小麦过程中，小麦免疫反应产生大量腐胺类物质，这些氮源激活 AreA 并进入细胞核，结合至 *TRI* 基因簇的启动子并引发核小体重排，从而打开核小体闭合结构，促进 H2Bub1 E3 连接酶同源蛋白 Bre1 结合 *TRI* 基因启动子区域形成复合体。同时，泛素结合酶 FgRad6 和 FgBre1 共同招募 FgBre2，与 COMPASS 复合物生成甲基转移酶 FgSet1，进一步促进组蛋白 H3K4 me2/3 的形成。H2B ub1 和 H3K4 me2/3 的富集是 TRI-cluster genes 转录表达的关键，共同调控 DON 的生物合成。此外，FgAreB 激活后招募 SWI/SNF 复合物，诱导亚硝化应激相关基因的表达，以应对环境中的养分不足。敲除 AreB 后，DON 产量显著下降，但不影响 AreA 的转录。

此外，研究发现，pH 依赖性 C2H2 锌指结构域的转录因子 FgPacC30 在磷酸化时避免降解，并与 FgGcn5 结合，抑制 H3K18 和 H2BK1 的乙酰化。激活的 FgPacC30p 抑制铁摄取基因的表达，使禾谷镰刀菌在小麦感染期间，面对高铁胁迫和高 pH 环境时得以生存。

最新研究已开发出新的遗传抗病策略，将从小麦中克隆的谷胱甘肽-S-转移酶（glutathione S-transferase，GST）基因（如 *Fhb7* 和 *Fhb1*）导入小麦中，提高了小麦对禾谷镰刀菌的抗性。控制 DON 污染的另一策略是通过揭示 DON 在禾谷镰刀菌中的合成机制和调控路径，确定负责 DON 合成调控的关键转录因子，从而为应对食品中的真菌毒素污染提供可行的解决方案。

3.4.4　营养感应转录因子研究

尽管先前研究已明确了 Tri6、Tri10、FgAreA、FgCreA、FgPacC 等转录因子 DON 生物合成中的关键作用，但 DON 生物合成的完整路径和全面调控机制仍有待深入探讨。研究团队通过对禾谷镰刀菌基因组的分析，成功预测到超过 600 个功能性转录因子。其中，一个名为 FgSfp1 的转录因子被发现与 DON 生物合成的调控密切相关。该基因编码一个含有两个高度保守 C2H2 锌指结构域的氨基酸序列。通过同源重组技术敲除 *FgSFP1* 基因后，观察到该基因在菌丝生长、侵染能力、分生孢子发育及真菌毒素 DON 合成中的重要作用。

在 PDA 培养基上培养 7 天后，*FgSFP1* 敲除突变株（ΔFgSfp1）的 DON 产量相比野生型减少了 95.465%，由平均 351.794 mg/kg 下降至 15.954 mg/kg（图 3.4）。这一显著下降表明 *FgSFP1* 对 DON 的生成和积累过程具有显著影响。利用小麦胚芽鞘和田间接种实验，进一步验证了 FgSfp1 的缺失对禾谷镰刀菌侵染力的影响。小麦胚芽鞘接种实验显示，ΔFgSfp1 突变株引起的感染病变明显减轻，几乎不形成病斑，说明其侵染能力相比野生型显著下降（图 3.5）。此外，在小麦麦穗上接

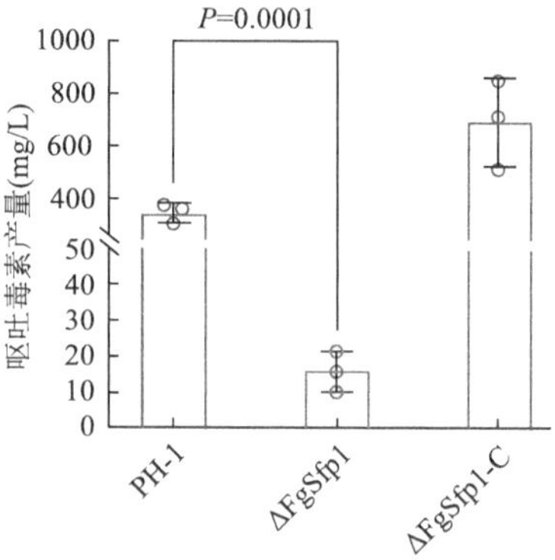

图 3.4　野生型禾谷镰刀菌 PH-1、ΔFgSfp1 突变体以及基因回补后中真菌毒素 DON 的产量检测

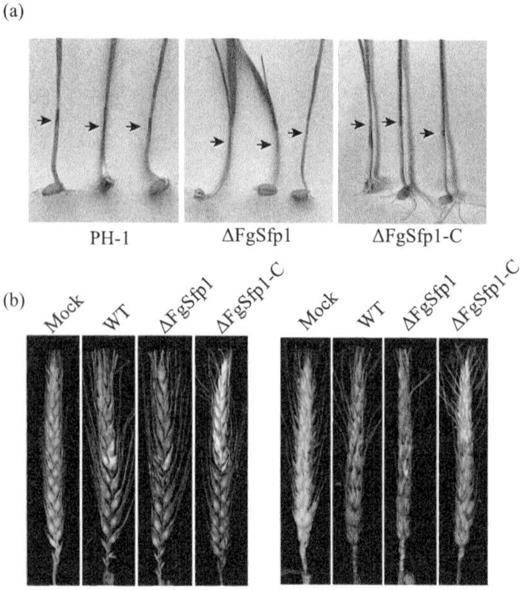

图 3.5　FgSFP1 敲除后对禾谷镰刀菌致病力的影响

（a）野生型菌株 PH-1、ΔFgSfp1 和ΔFgSfp1-C 菌株对小麦胚芽鞘的侵染力不同。用 2 μL 分生孢子悬浮液侵染小麦胚芽鞘。分生孢子接种后第 7 天进行观察并采集图像。箭头表示小麦胚芽鞘的损伤区域。进行三次独立的实验。（b）分别用 PH-1、ΔFgSfp1 和ΔFgSfp1-C 菌株孢子液对小麦麦穗进行侵染试验。接种后 14 天观察并记录感染小麦穗的形态。无菌水接种作为阴性对照（Mock）

种后，ΔFgSfp1 突变株导致的病斑面积显著减少（图 3.5）。这些结果表明，FgSfp1 的缺失严重削弱了禾谷镰刀菌的侵染力。

为进一步探究 DON 的积累和分布情况，本研究组利用 MALDI-TOF-MSI 技术检测了禾谷镰刀菌野生型、ΔFgSfp1 突变株及回补菌株（ΔFgSfp1-C）在小麦籽粒切片中的 DON 积累差异（图 3.6）。

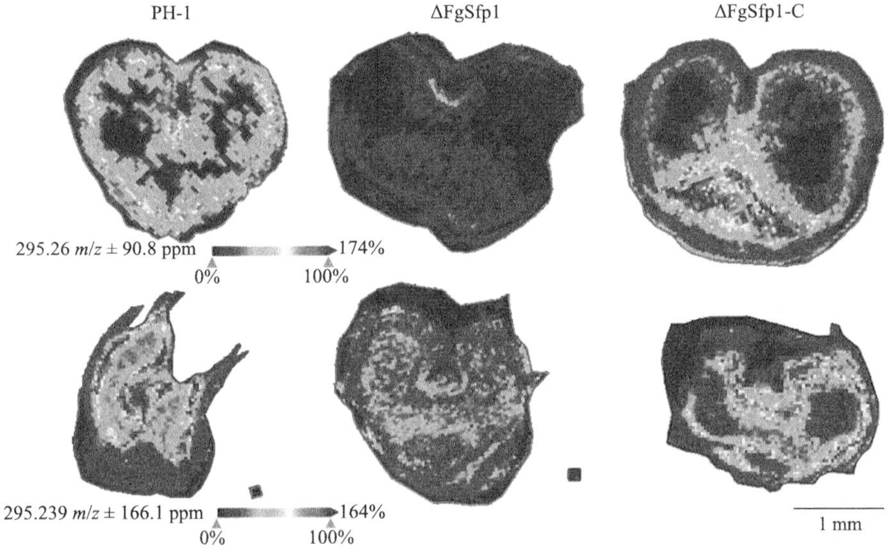

图 3.6　禾谷镰刀菌野生型及ΔFgSfp1 突变体侵染后小麦籽粒横切 DON 分子质谱成像图

收获的野生型 PH-1、ΔFgSfp1 和ΔFgSfp1-C 感染 7 天后的小麦籽粒及被侵染 14 天后麦穗上籽粒切片中 DON（*m/z* 295.153）MALDI-TOF 成像。光谱色标表示总离子电流归一化强度的范围

RT-qPCR 及 RNA-Seq 分析显示，尽管ΔFgSfp1 突变株中 *TRI*-cluster genes 的 mRNA 水平显著上调，但 DON 的产量并未同步增加。这一现象不同于以往文献中 *TRI*-cluster genes 表达下降导致 DON 产量减少的情况，提示基因转录的 mRNA 含量与蛋白质丰度之间在动态基因表达模式转换中可能并不完全一致。为了验证这一假设，本研究组通过 Label-Free 蛋白质组学分析发现ΔFgSfp1 突变株中 Tri 蛋白的水平降低，与 DON 产量下降的表型一致。数据表明 FgSfp1 缺失后，*TRI*-cluster genes 的 mRNA 未能成功翻译为相应的功能性蛋白质。随后通过对 FgSfp1 进行禾谷镰刀菌 cDNA 文库筛选互作蛋白，确定了 FgSfp1 的缺失影响禾谷镰刀菌核糖体生物发生过程，使 *TRI*-cluster genes 的 mRNA 翻译过程受阻并最终导致 DON 产量降低。

随后，通过 FgSfp1 的互作蛋白筛选，发现 FgSfp1 的缺失影响核糖体生物发生，阻碍了 *TRI*-cluster genes 的 mRNA 翻译，进而导致 DON 合成减少。此外，FgSfp1 敲除可能影响其他基因 mRNA 的翻译过程。通过嘌呤霉素标记实验[图 3.7（a）]及叠氮标记的 AHA 化学点击技术[图 3.7（b）]，观测到ΔFgSfp1 突变株中新生蛋白合成速率显著降低。

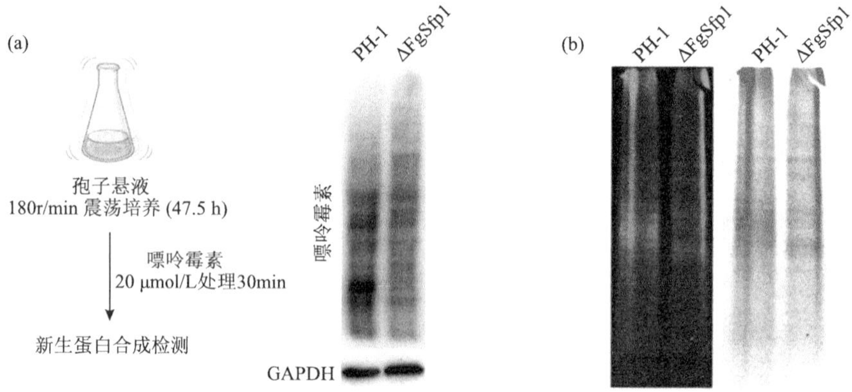

图 3.7　野生型菌株和ΔFgSfp1 菌株新生蛋白速率检测

（a）PH-1 和ΔFgSfp1 的嘌呤霉素免疫印迹。以 GAPDH 作为内参蛋白。（b）通过 AHA 点击化学技术实验验证野生型菌株 PH-1 和ΔFgSfp1 中新生蛋白的合成效率。炔烃四甲基罗丹明（TAMRA）可视化含有 AHA 的新生蛋白

在酵母双杂交（Y2H）文库中，以 FgSfp1 为诱饵蛋白筛选出 160 个阳性互作蛋白，发现 FgSfp1 可与 RNA 甲基转移酶 FgNop1 直接互作。FgNop1 是唯一已知负责核糖体生物发生中 rRNA 2′-*O*-甲基化的酶，作为 box C/D 小核核糖核蛋白复合物的催化成分，执行 RNA 的位点特异性 2′-*O*-甲基化修饰。FgSfp1 通过调控核糖体组装因子和核糖体 RNA 的成熟，影响禾谷镰刀菌中新生蛋白的合成速率，进而影响 *TRI*-cluster mRNA 的翻译，最终调控 DON 的合成。

FgSfp1 通过参与 RNA 的转录后修饰，调控核糖体 RNA 成熟，从而影响 DON 生物合成。这一发现深化了对 DON 合成调控机制的理解，为有效控制小麦赤霉病中 DON 污染提供了新的研究思路和潜在的控制策略。

3.4.5　链格孢真菌中控制链格孢毒素生物合成的关键因子

链格孢属真菌属于真菌界、子囊菌门、座囊菌纲、格孢腔菌目、格孢腔菌科，

广泛存在于环境中，通常分布在土壤、空气和植物体内。该属真菌物种多样，目前已发现超过 300 个已知物种。其中较为著名的种类包括链格孢菌（*Alternaria alternata*）、茄链格孢（*Alternaria solani*）和芸薹生链格孢（*Alternaria brassicicola*）。研究表明，链格孢属真菌产生的孢子具有致敏性，能引发易感人群的呼吸道过敏，是室内外过敏的重要原因，尤其在潮湿环境中更为显著。接触链格孢属过敏原后，常见的过敏症状包括鼻炎、哮喘和皮炎。此外，链格孢属真菌还是一种机会性植物病原体，可感染多种植物种类，包括农作物、观赏植物和杂草。感染后，常引起叶斑病、枯萎病和果实腐烂等植物病害，尤其是 *Alternaria alternata*，其作为重要的植物病原体，能导致番茄、柑橘类水果和十字花科蔬菜等作物患病。利用 DNA 测序和系统发育分析等分子技术，对链格孢属真菌的分类和系统发育关系开展广泛研究，有助于澄清不同链格孢菌种间的关系并确定新菌种。总的来说，链格孢属真菌在农业生产、人类健康和环境生态中都扮演着重要角色。深入了解其生物学、生态学及致病性，对于制定有效的真菌病害控制策略、管理真菌毒素污染及预防人类过敏反应至关重要。

链格孢毒素是链格孢属真菌产生的一类毒素，包括多种化学结构和生物活性各异的化合物。根据其对植物宿主的特异性，可分为宿主特异性毒素和非宿主特异性毒素，两者在作用机制和生物活性上存在显著差异。宿主特异性毒素主要对特定植物宿主或近缘物种具有毒性，通常为真菌对其宿主植物的适应结果，可在易感植物中引发疾病症状，但对非宿主植物则几乎无影响。相对而言，非宿主特异性毒素不具宿主特异性，可能对多种植物具有毒性，其作用较为普遍，不受植物之间遗传关系的限制，因此在此主要探讨非宿主特异性毒素。

链格孢属真菌产生的非宿主特异性毒素主要分为三类：第一类为二苯并吡喃酮类毒素，包括交链孢酚（alternariol，AOH）、交链孢酚单甲醚（alternariol monomethyl ether，AME）和交链孢霉烯（altenuene，ALT）等；第二类为苝类毒素，如交链孢毒素（altertoxins-Ⅰ/Ⅱ/Ⅲ，ATX-Ⅰ、ATX-Ⅱ、ATX-Ⅲ）和匐柄霉毒素（stemphyltoxin-Ⅰ/Ⅲ，STTX-Ⅰ/Ⅲ）；第三类为四氨基酸衍生物毒素，主要成分包括细交链孢菌酮酸（tenuazonic acid，TeA）及其同分异构体——异细交链孢菌酮酸（isomer-tenuazonic acid，Iso-TeA）。几种链格孢毒素的结构如图 3.8 所示。

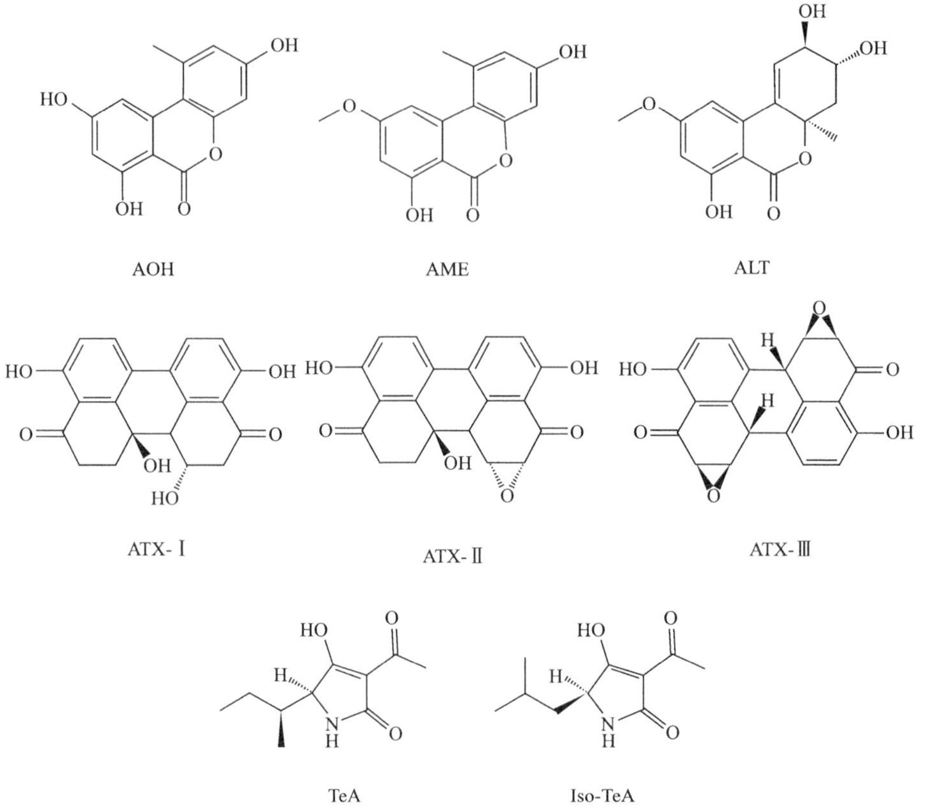

图 3.8　链格孢毒素的代表性结构（孙帆等，2022）

Wenderoth 等（2019）利用 CRISPR/Cas9 技术在 *A. alternata* 中介导基因失活，并通过在曲霉（*Aspergillus oryzae*）中的异源表达，鉴定出与 AOH 和 AME 合成相关的基因簇。该 15 kb 的基因簇包含一个多酮合酶基因 *pks I*、一个 *O*-甲基转移酶 *omt I*、一个 FAD 依赖单加氧酶 *mox I*、一个短链脱氢酶 *sdr I*、一个潜在的二元酸酸解酶 *dox I* 以及转录因子基因 *aohR*，如图 3.9（a）所示。在 *A. oryzae* 中异源表达 *pks I* 即可合成 AOH，共表达多种修饰酶后可产生 AME、4-羟基交替醇单甲醚（4-hydroxy-alternariol monomethyl ether，4-OH-AME）、细格菌素（altenusin，ALN）及 ALT，如图 3.9（b）所示。因此，AOH 基因簇至少参与五种不同化合物的合成。删除 *aohR* 基因会减少 *pksI* 的表达并降低 AOH 的产量，而其过表达则相反。*pksI* 缺失菌株在番茄、柑橘和苹果上致病性显著降低，表明 AOH 及其衍生物可能在链格孢菌致病和定殖中发挥关键作用。

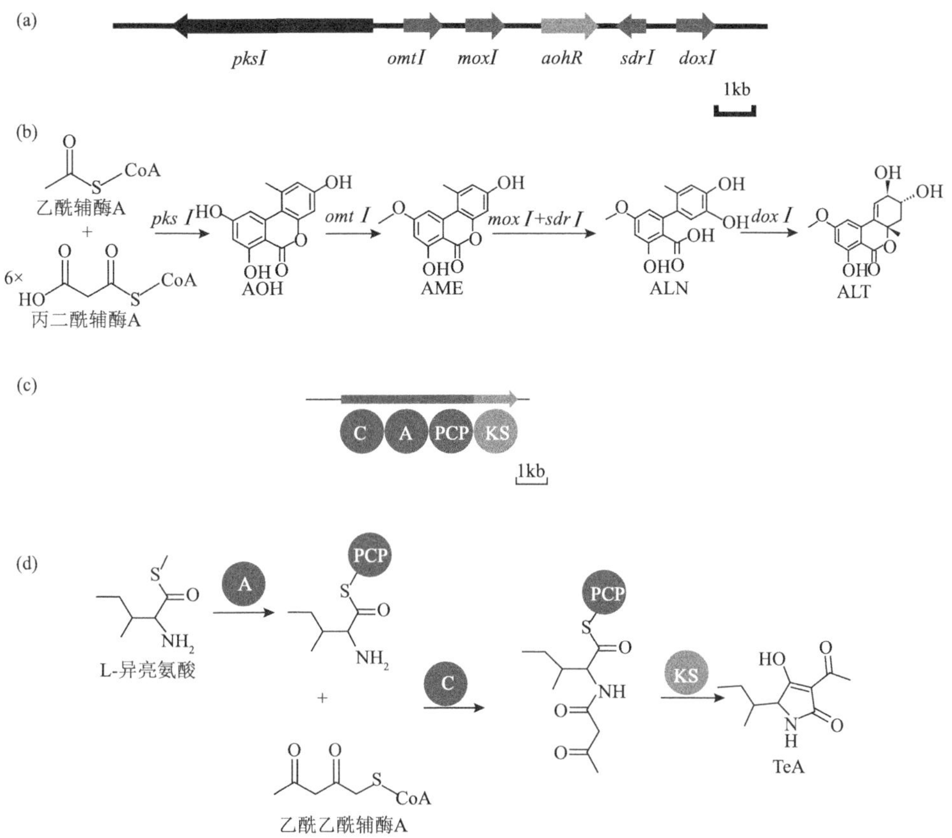

图 3.9　主要链格孢毒素 AOH、TeA 的生物合成酶和合成路径（孙帆等，2022）

目前，对于花类链格孢毒素的生物合成过程缺乏生化证据的详细描述，因而暂不在此过多展开。

四元酸衍生物 TeA 是一种具有环状结构的无色或淡黄色结晶，具有植物毒性、细胞毒性和免疫抑制特性。TeA 的合成前体为异亮氨酸和乙酰辅酶 A，通过标记化合物首次得到证实。TeA 不仅由链格孢属真菌产生，也在其他植物病原真菌中有所发现，如 *Magnaporthe* 属和 *Phoma* 属。深入了解 TeA 的生物合成、前体分子及其调控因子，有助于制定相应策略，以减少其产生并降低其对作物及人类健康的影响，从而提升食品质量与安全标准。

本研究组以稻瘟病菌中的 TeA 合成酶 TAS1 为参考，通过从头测序首次在 *Alternaria alternata* 中鉴定到同源基因 *AaTAS1*，并进一步研究了其上游区域的一个主要转运蛋白家族（major facilitator superfamily，MFS）基因 *AaMFS1*。研究假设 *AaTAS1* 在 TeA 生物合成中发挥关键作用，而 *AaMFS1* 负责 TeA 的跨膜外排。与野生型菌株相比，Δ*AaTAS1* 和 Δ*AaMFS1* 的 TeA 产量显著下降。体外功能验证表明，*AaTAS1* 的 A 结构域能够催化 TeA 合成的起始步骤。Δ*AaTAS1* 突变体在致病性方面亦显著降低。转录组分析进一步验证了 TeA 产生表型与相关基因表达的一致性。同时，荧光定位显示 *AaTAS1* 和 *AaMFS1* 分别存在于细胞质、质膜和细胞内膜系统，提示 *AaTAS1* 负责 TeA 合成，*AaMFS1* 则负责 TeA 的跨膜转运。值得注意的是，*AaTAS1* 通过调控 TeA 的合成间接影响 *AaMFS1* 的表达。总体而言，这些关于 *AaTAS1* 和 *AaMFS1* 的新发现为真菌毒素生物合成及其在植物病原真菌致病性中的作用提供了重要理论支持（Sun et al.，2022）。

链格孢毒素的合成受多种环境因素的影响，其中光照起到至关重要的调节作用。光对链格孢毒素的合成影响复杂，涉及多种蛋白质和信号通路。研究表明，红光和蓝光等不同光源会显著影响链格孢菌产生的真菌毒素。通常，蓝光能够抑制 AOH 和 AME 等毒素的产生，在不同链格孢菌株中观察到此抑制效应，AOH 的含量可降低多达 69%，AME 则可降低至 77%。相反，红光对毒素产量无显著影响（Jiang et al.，2019a）。

此外，光介导的真菌毒素合成调节机制涉及链格孢菌体内特定的光感受器和信号通路。光敏素（phytochrome，phy）、白领 1 号（white collar 1，WC-1 或 LreA）、视蛋白 opsin（NopA）和隐花色素（cryptochrome A，CryA）等光感受器在感知并传递光信号、调节真菌毒素合成方面起关键作用（Wang et al.，2022a；Igbalajobi et al.，2019）。

环境渗透压对链格孢菌毒素产量也有显著影响。NaCl 引起的高渗透压能减少 AOH 和 AME 产量，渗透压通过 HOG 信号级联和 MAP 激酶途径调控真菌毒素合成基因的表达。AaHOG 的磷酸化在该过程中起关键作用，敲除 AaHOG 基因将导致 AOH 和 AME 产量显著下降，并削弱其对番茄的致病力（Igbalajobi et al.，2020）。

转录调控因子对链格孢毒素的生物合成起关键作用，可分为全局性和特异性两类。全局性调控因子如 AaHOG 参与广泛的基因调控过程，而特异性调控因子则通过结合特定 DNA 序列调控特定基因的表达。新霉素抑制链格孢菌的 PLC 活性对毒素生产影响显著，外源 Ca^{2+}能部分逆转新霉素的抑制效应（Huang et al.，2020）。velvet 家族的调控蛋白如 LaeA 和 VeA 影响链格孢菌次生代谢，缺失 *laeA* 和 *veA* 基因将减少孢子形成和 AOH、AME 产量，并降低对番茄的致病力。aohR 作为特异性转录调控因子正向调控 AOH 的生物合成基因 *pksI* 的表达，促进 AOH 合成（Wenderoth et al.，2019）。

总之，链格孢菌毒素的合成受到多种环境因素调控，包括光照、渗透压及转录调控因子。对这些调控因素的理解可为链格孢菌病害的防治提供新思路和方法，也为研究真菌生物学特性及其致病机制奠定理论基础。

3.5　数据驱动的毒素生物转化预测工具及其应用

近年来，真菌毒素的生物转化研究及其相应转化酶的获取在机制探索和应用研究中发挥了关键作用。全球已知的真菌毒素种类超过 4000 种（Tolosa et al.，2023），当前研究主要聚焦于黄曲霉毒素、玉米赤霉烯酮、赭曲霉毒素、棒曲霉素、伏马菌素和脱氧雪腐镰刀菌烯醇等几种主要毒素。生物转化方法，特别是酶介导的转化，被认为是去除这些毒素的首选方式。然而，传统的真菌毒素生物转化酶的筛选和鉴定方法存在局限性。通常的策略是首先筛选具有真菌毒素降解能力的菌株，再从这些菌株中挖掘相关的生物转化酶（Zhu et al.，2017）。此过程耗时、复杂，且需要大量实验操作。此外，传统方法得到的酶通常缺乏详细的氨基酸序列信息，限制了进一步系统性研究。

计算机模拟技术的应用为发现新反应及新型转化酶提供了创新途径，各种数据库中积累的大量基因与蛋白质序列资源为生物转化酶的挖掘奠定了坚实基础。近年来，多种毒素生物转化数据库和工具的开发显著推动了真菌毒素的系统研究。例如，MicotoXilico 数据库可用于预测真菌毒素的致突变性、遗传毒性和致癌性（Tolosa et al.，2023），MycotoxinDB 平台关注毒素的掩蔽形式（Ji et al.，2023）。此外，Sun 等（2020）提出了一种底物特异性酶基因组规模预测（GPSE）工作流程，支持大规模筛选真菌毒素降解酶基因。Zhang 等（2021）基于生物转化反应规则开发的数据驱动型毒素生物转化计算预测平台进一步提高了毒素研究效率。随着生物数据库和深度学习技术的迅速发展，机器学习在酶相关任务中的应用不断增加（Yu et al.，2023）。例如，基于深度学习的正向无标记学习酶杂泛性预测（PU-EPP）模型已成功鉴定出 15 种新的 OTA 和 ZEN 特异降解酶（Zhang et al.，2024a）。本节将主要介绍基于反应规则的毒素生物转化预测工具 ToxinDB（Zhang et al.，2021）和基于深度学习的酶杂泛性预测模型 PU-EPP（Zhang et al.，2024a）。

3.5.1　基于反应规则的毒素生物转化预测工具

数据驱动的生物转化预测已在生物合成途径设计中展现了良好应用，为代谢物预测和解毒反应设计提供了理论支持和高质量的代谢反应数据集（Chen et al.，2020a）。基于反应规则的毒素生物转化预测工具 ToxinDB（Zhang et al.，2021）（http://www.rxnfinder.org/toxindb/），是从已报道的酶促生物化学反应数据中提取描述催化模式的反应规则建立的一种代谢物和生物转化预测工具（图 3.10 和图 3.11）。该工具在人工策展的毒素代谢产物数据集上得到了验证，并已应用于呕

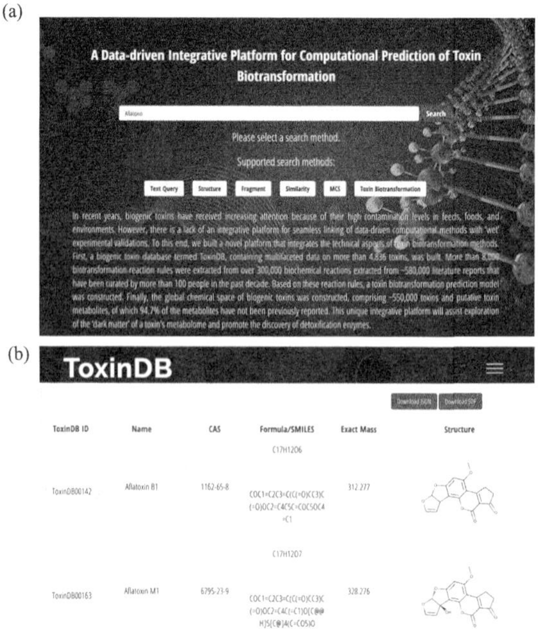

图 3.10　ToxinDB 界面（Zhang et al.，2021）

（a）ToxinDB 首页；（b）针对“黄曲霉毒素”的相似性查询结果

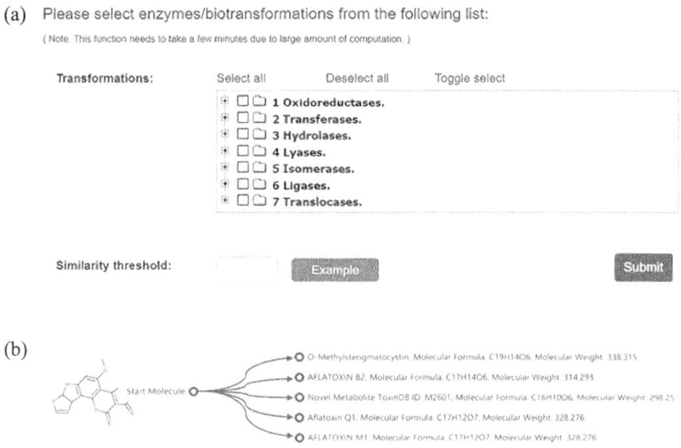

图 3.11　ToxinDB 界面中生物转化预测界面（a）及黄曲霉毒素 B1 的预测代谢物（b）。用户可以下载预测代谢物的详细数据，包括 SMILES、分子式、分子量和化合物名称（Zhang et al.，2021）

吐毒素、玉米赤霉烯酮、柄曲霉素、橘青霉素等风险组分的潜在代谢产物和生物转化探索，推动了食品风险组分化学空间的研究。ToxinDB 不仅为毒素生物标记物的发现和毒素代谢组学研究提供了重要参考，还为寻求理想的毒素解毒反应及解毒酶提供了数据支持。

反应规则是指从生化反应数据中提取的、代表酶催化生物转化模式的一种计算化学编码规则，描述了反应中心的变化。图 3.12 展示了从生化反应数据中提取反应规则的主要步骤：①识别反应中心特征，即由反应中发生变化的原子和化学键组成的子结构被指定为反应中心[图 3.12（a）]。②识别反应中心相邻原子的特征，利用连接点的指纹半径描述每个反应中心的局部环境[图 3.12（b）]。分子子图的半径指化学键的最小数目，更大的半径代表更具体的局部环境，较小的半径则表示更广泛的局部环境。③从反应中提取一个或多个反应规则，将反应分解为子反应，子反应的数量等于反应物的数量[图 3.12（c）和（d）]。

在输入分子中，主反应物、共反应物、主产物和共产物依次划分，每个反应的所有反应物均可作为主反应物。在反应规则中，仅保留与主反应物相关联的原子映射数，没有原子映射数的反应物则被归为共反应物。ToxinDB 利用原子映射将主反应物原子生成的产物划分为主产物，其余划分为共产物。反应规则由主反应物和主产物组成。根据设定的半径，主反应物中超出该半径的原子从主反应物和主产物中移除。提取反应规则时，分子子图半径被设置为 1，随后反应规则以 SMARTS（SMILES 任意目标规范）格式保存[图 3.12（e）和（f）]，并根据 EC 分类系统对这些生化反应规则进行分类（Tian et al.，2020）。

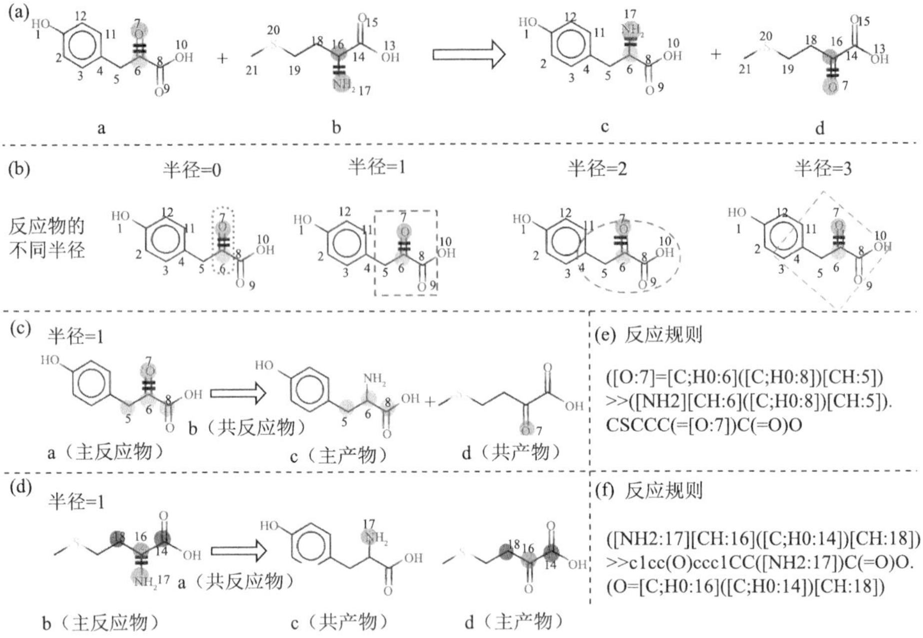

图 3.12　来自平衡反应的反应规则示例（Zhang et al.，2021）

（a）反应的原子映射（EC：2.6.1.*n*）。反应中心由圆圈表示。（b）半径为 0、1、2 和 3 的子图包含虚线内的所有原子。（c，d）半径为 1 的反应的子反应，其中所有反应物（“a”和“b”）都可以作为主反应物。（e，f）分别对应图（c）和（d）中子反应的反应规则，使用 SMARTS 编码

从生物合成反应 RxnFinder 数据库（Hu et al.，2011）中的反应数据和反应规则提取出 8000 余条独特的生物转化反应规则，每条规则代表一种独特的生物转化模式，可用于预测毒素的生物转化及其代谢产物。这些反应规则通过 EC 分类系统（McDonald et al.，2009）与 ExplorEnz 数据库进行关联。基于反应规则的生物转化预测过程如图 3.11（a）所示，用户可根据需求选择一类或多类反应规则来预测毒素代谢产物类型，包括氧化（如 C—C 键脱氢、环氧化、羟基化）、还原（如醛、有机酸、酮的还原）、水解（如胺、酯、内酯的水解）、异构化（重组、C—C

键或杂原子键的形成）等。通常，一种酶作用的底物具有相似的结构（Chen et al., 2020a；Renata et al., 2015）。毒素与反应规则中反应物的相似性作为预测结果的筛选标准，帮助提高预测结果的可靠性。毒素与反应规则中反应物的相似度越高，预测的生物转化的可行性越高。用户可根据研究需求设置相似性阈值，阈值越高，预测的生物转化可行性越强。预测结果以树形图展示[图 3.11（b）]，系统还能通过 PubChem 数据库自动搜索已报道化合物，方便用户区分已知代谢物和“新代谢物”。此外，系统支持批量下载预测到的代谢物数据（如名称和 SMILES 等）以便进一步分析，与预测结果具有相同生物转化模式的已报道反应也会在预测结果下方展示，并附上相应的 EC 编号，为用户提供推断预测酶类别的参考。

为评估该预测工具在毒素代谢产物预测任务中的应用效果及泛化能力，开发团队在人工策展的毒素代谢产物数据集上测试了工具的灵敏度（sensitivity）和特异性（specificity）。研究人员从已发表文献中手动整理了一个包含 150 种已报道毒素代谢产物和 250 种非毒素代谢产物的测试集，覆盖了呕吐毒素、赭曲霉毒素 A、玉米赤霉烯酮等 20 种代表性生物源性毒素。通过手动提取这些毒素的已知代谢产物，构建正例数据，并从 PubChem 数据库中筛选与毒素结构相似的化合物作为负例数据，以增加模型在区分非毒素代谢物方面的难度，其中每个非毒素代谢物的结构相似度均≥0.5。

在相似度阈值为 0 时，工具的灵敏度达到 0.72，即能够正确预测出 72%的测试集中已知毒素代谢物；特异性则最低，为 0.90。随着阈值增加，灵敏度逐步下降，而预测结果的数量显著减少。当相似度阈值为 0 时，系统通常可预测出近 100 种代谢物；阈值为 0.2 时，预测数量明显减少至 26 种的中位数；当相似度阈值达到 0.7 时，预测结果仅有 7 种。当前 EC 系统已包含超过 6000 种酶类别，这些酶能在体内或体外催化不同类型的生化反应。毒素通常可被多种酶代谢，进而生成大量潜在代谢物，因此目前的毒素研究仅探索了毒素及其代谢化学空间中的一小部分。

工具开发者使用该工具预测了真菌毒素的潜在生物转化反应、相关催化酶及其代谢产物的识别。例如，基于 ToxinDB 生物转化预测工具，对橘青霉素（CIT）在 *Trichoderma atroviride* Q710251 菌株中的代谢情况进行了一项案例研究。CIT[图 3.13（a）]是一种由曲霉属和青霉属产生的次级代谢物，已在苹果、奶酪和谷物中被发现。通过应用有益微生物可对 CIT 产生菌进行生物防治，或直接对 CIT 进行解毒。在 ToxinDB 的生物转化预测模型支持下，研究团队预测了多种 CIT 的代谢产物，主要包括磷酸化、羟基化、脱氧化、氢化和氧化形式。

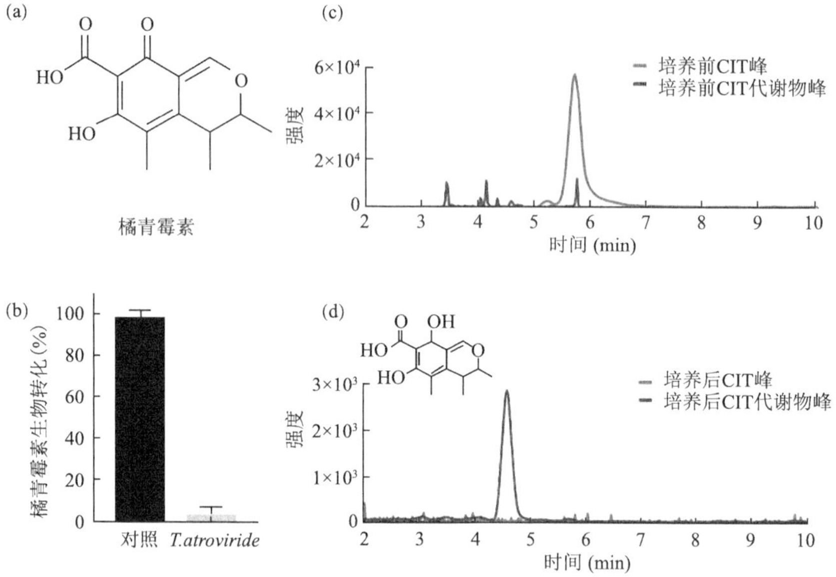

图 3.13　*Trichoderma atroviride* 对橘青霉素（CIT）的生物转化活性，以及 CIT 假定代谢物的 LC-HRMS 分析（Zhang et al.，2021）

（a）CIT 的化学结构；（b）与 *T. atroviride* 对 CIT 的生物转化；（c，d）在 *Trichoderma* 培养前（红色）和培养 2 天后（蓝色）的 CIT 标准和 CIT 假定代谢物的提取离子色谱图

为了实验验证这些预测结果，将 CIT 与 *Trichoderma atroviride* Q710251 菌株在 PDB 培养基中共培养，通过实验分析鉴定其生物转化产物。经过 2 天的培养后，CIT 的含量显著降低，表明 CIT 已被代谢转化为新的未知代谢物[图 3.13（b）]。LC-HRMS 分析进一步确认了这些代谢产物的分子结构信息。CIT 生成了一个正电荷的分子离子，质荷比为 *m/z* 251.0914（$C_{13}H_{15}O_5^+$），其保留时间为 5.7min[图 3.13（c）]。从全扫描数据中根据质荷比提取了每种预测代谢物的离子色谱图。在经过 CIT 处理的 *Trichoderma* 样本中还检测到少量假定的 CIT 氢化代谢产物（$C_{13}H_{17}O_5^+$，*m/z* 253.1071），于 4.5min 洗脱。这种代谢物为 CIT 的还原产物，由

C8 位置的羰基氢化而成，表明 *Trichoderma atroviride* Q710251 菌株能够通过氢化作用将 CIT 转化为一种新产物。

3.5.2　基于酶底物杂泛性毒素生物转化预测深度学习模型

基于反应规则的毒素生物转化预测工具 ToxinDB，不仅可预测代谢产物，还能根据参考反应推断毒素生物转化反应的类型及催化酶类别。然而，该工具仅能推测前三位 EC 编号，这往往对应数千种酶序列，其中仅少数可能具备实际的催化能力。因此，如何进一步基于酶和底物特征，找到特异性催化元件以实现毒素降解或解毒，成为该方法在应用中的关键问题。

在酶催化研究中，酶的特性包括底物特异性与底物杂泛性。特异性确保酶精准识别并催化特定底物，从而在生物体中行使特定的生化功能；而底物杂泛性，即酶识别并催化多种不同底物的能力，则是酶在进化过程中适应多变环境的体现。近年来，酶的底物杂泛性逐渐受到关注，这一特性不仅拓宽了酶的应用领域，也为理解酶的进化和功能提供了新视角（Nam et al.，2012）。

随着生物技术与计算机科学的飞速发展，深度学习已成为处理海量生物数据、揭示复杂生物现象的有力工具。例如，用于预测化合物-蛋白质相互作用的 TransformerCPI 模型（Chen et al.，2020b），通过编码化合物和蛋白质序列，并应用自注意力机制，捕捉两者之间的复杂相互作用。基于酶底物杂泛性的深度学习模型则致力于对酶与多种底物的催化能力进行预测和分析，为挖掘真菌毒素生物转化酶提供更优选择。本节将介绍此类工具之一，即基于深度学习的正向无标记学习酶杂泛性预测（PU-EPP）模型。该模型成功鉴定出 15 种 OTA 和 ZEN 的特异降解酶（Zhang et al.，2024a）。

PU-EPP 模型基于正例-未标记（positive-unlabeled，PU）学习策略，通过酶和底物的序列及 SMILES 表示，直接预测特定酶-底物对的反应可能性，不依赖 EC 编号。模型综合多个已知数据集的正例信息，采用优化的 PU 学习策略，克服了负样本不足的困难。最终，通过底物降解实验验证了该模型的有效性（图 3.14）。

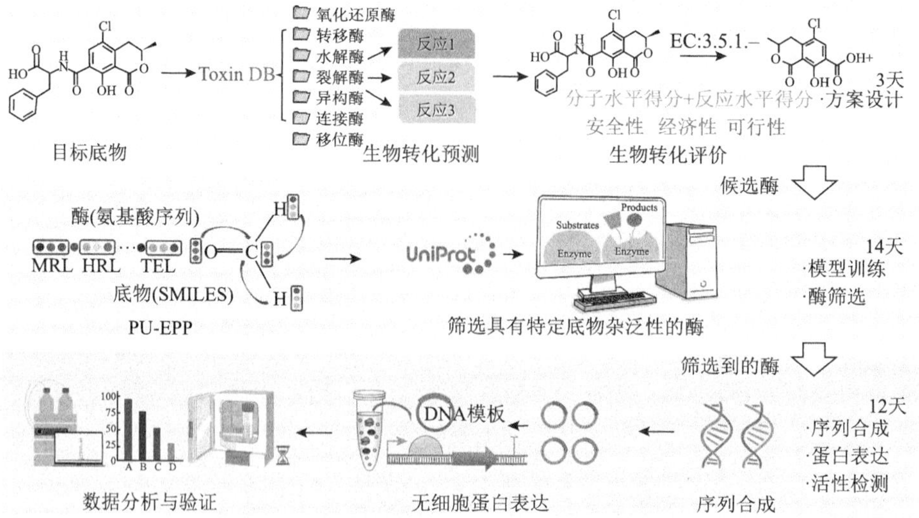

图 3.14　基于 PU-EPP 模型和无细胞蛋白表达发现真菌毒素生物转化新酶的全流程框架（Zhang et al.，2024a）

该框架主要由三部分组成：设计（约 3 天）、酶筛选（约 14 天）和实验验证（约 12 天）。首先，使用 ToxinDB 预测目标底物（如真菌毒素）的潜在生物转化反应和代谢产物。评估潜在生物转化反应的安全性、经济性和可行性。然后，根据 EC 编号选择最佳生物转化反应及相应的酶类别进行下游筛选。利用 PU-EPP 模型分析真菌毒素的简化分子输入线进入系统（SMILES）的分子结构和候选酶的氨基酸序列，以筛选能特异性催化生物转化的酶。最后，使用无细胞蛋白表达（CFPE）系统表达所选酶，并检测其催化活性

图 3.15 展示了 PU-EPP 模型的架构。该模型为解决数据来源问题，利用了多个高质量数据库的整合数据，以训练出具备优良预测能力的深度学习模型。在生物信息学与酶学研究中，酶与底物之间的相互作用数据至关重要，因为它直接关系到生命化学过程的理解。该模型整合了 Rhea、KEGG、METACYC、BRENDA 和 RxnFinder 等权威数据库中的数据，最终构建了一个包含 170179 个酶、5837 个底物及 606555 个酶-底物对的综合数据集。在深度学习模型训练过程中，获取负样本（即酶-底物间无相互作用的实例）比获取正样本更具挑战性，因为负面数据通常未被直接记录。以往研究通常通过设定活性阈值或随机抽样来生成负样本，但这种方法存在一定的局限：低活性的酶-底物对并不一定代表无活性；此外，随机采样可能会错误地将具有底物混杂性（即在特定条件下可能显示活性）的酶-底物对作为负样本，从而影响模型的准确性。

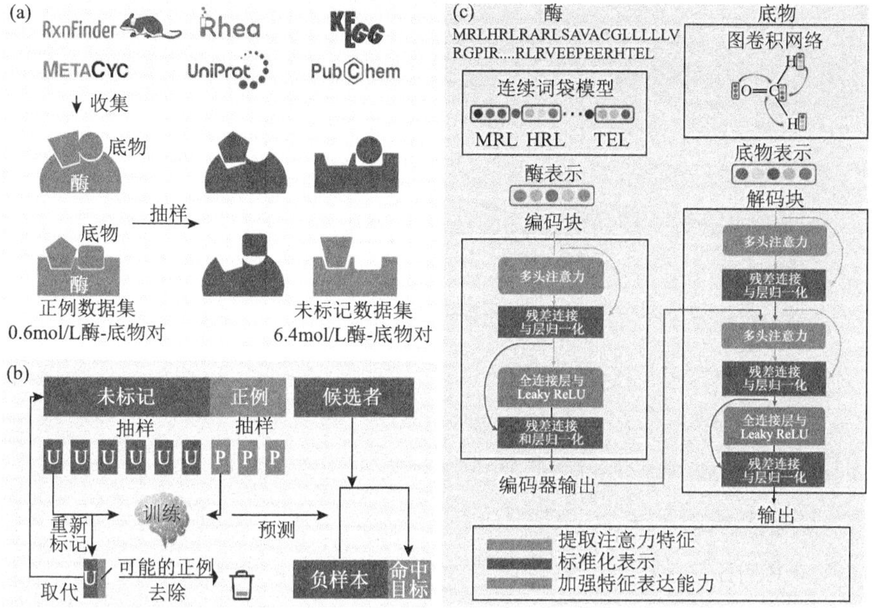

图 3.15　PU-EPP 模型的架构（Zhang et al.，2024a）

（a）从 Rhea、KEGG、METACYC 和 RxnFinder 收集已知酶-底物对。底物的分子结构从 PubChem 收集，而酶的氨基酸序列从 UniProt 收集。之后，通过加权随机采样已知（阳性）酶-底物对，获得未标记的酶-底物对。（b）PU 学习的框架。对于每个周期，采样相同数量的未标记和阳性样本输入到模型中。然后，计算每个周期中阳性样本的概率范围，用于从未标记数据集中移除潜在的阳性样本，以避免模型学习不准确的知识。从数据集中移除潜在的阳性样本，而其他样本则放回。这些过程一直重复直到训练结束。最终模型用于筛选消除真菌毒素的潜在酶（命中）。（c）PU-EPP 的详细实现。酶序列用连续的词袋模型编码，而底物特征则通过图神经网络从底物的分子结构中提取。提取的酶特征输入到编码器中。提取的底物特征通过自注意力层处理后与酶特征结合。然后，结合特征输入到另一个自注意力层（交互层）以提取底物与酶之间的交互信息。最后，特征输入到一个全连接层并通过 softmax 进行层归一化步骤以获得最终输出

为应对这些挑战，PU-EPP 模型采用了加权随机采样与 PU 学习相结合的策略。加权随机采样的核心在于根据已知信息（如酶活性水平、底物特性等）加权选择负样本，以提高负样本选择的准确性。这一策略基于假设：如果某一酶仅能催化少数几种底物，则该酶可能对这些底物具有较高的特异性。因此，为真实反映酶-底物相互作用的复杂性，同时考虑到底物混杂性和特异性特征，模型在训练集内添加了大约 6488914 个“负例”样本，约为正例样本的 10 倍，以增强模型区分非反应性酶-底物对的能力。然而，由于某些酶表现出底物混杂性，即它们可能与多种底物反应，包括一些未被明确标记为正例的底物，因此生成的负样本中可能会包含实际的正例。为此，PU-EPP 模型优化了 PU 学习方法，训练时可识别并排除

负样本中的潜在正例。具体而言，该模型使用正样本概率分布的 90 百分位数作为阈值，将超过此阈值的样本视为潜在正例并从负样本中剔除，不再参与后续训练，以提高预测的可靠性与模型的泛化能力。

模型开发者对 PU-EPP 模型进行了全面性能评估，包括在包含 20000 个酶-底物对的独立测试集上的预测能力、与已有酶功能预测模型（如 EPP-HMCNF 和 CLEAN）的对比以及底物降解的湿实验验证。①在酶-底物对的独立测试集中，包含大量非常规或研究较少的酶-底物对，其中超过 60%的酶-底物对未被传统 EC 编号系统收录，测试集的设计旨在验证模型对多样化酶-底物相互作用的预测能力，尤其是现有数据库中未明确记录的部分。通过这一方式，确保模型不仅能记忆训练数据，还能基于酶和底物的结构特征准确推断潜在的相互作用。结果显示，PU-EPP 模型的 ROC-AUC 达到了 0.985，PRC-AUC 则为 0.988，表现优异。②PU-EPP 在适用范围上也显著优于之前的酶功能预测模型（如 EPP-HMCNF 和 CLEAN）。先前模型多限于 EC 系统中数百种常见底物的酶-底物对，而 PU-EPP 能够预测非常规或研究较少的酶-底物对。与药物发现领域中的其他机器学习模型（如 TransformerCPI、DeepConv-DTI 和 GNN-P）相比，PU-EPP 同样表现出最佳的预测效果。③在底物降解实验中，研究选择了真菌毒素 ZEA 和 OTA 作为验证对象。这两种毒素广泛存在于食品和饲料中，其复杂的结构特征，使其生物解毒途径具有多样性。通过参考反应规则并进行综合评估，选择了内酯键水解（EC 3.1.1.-）和酰胺键水解（EC 3.5.1.-）反应分别用于 ZEA 和 OTA 的解毒，以验证模型预测的可靠性（图 3.15）。内酯键水解是通过水解酶将内酯键断裂为羧酸和醇，而酰胺键水解则是通过水解酶将酰胺键转化为羧酸和胺，这两种反应在特定化学结构的毒素降解和解毒中发挥关键作用。

基于 PU-EPP 模型的预测，研究选择了 10 种潜在的 ZEA 水解酶（ZH 1～10）[图 3.16（a）]和 10 种潜在的 OTA 水解酶（OH 1～10）[图 3.16（b）]进行实验验证。为更加严谨地检验 PU-EPP 的筛选能力，所选酶的序列与训练集中已知酶的最大同一性仅为 32%～40%，表明所选酶与训练集中酶具有较高的新颖性，可能在活性和特性上有所不同。这为发现新型有效的真菌毒素解毒酶提供了可能。实验结果表明，大部分预测酶（75%）展示了预期活性。具体而言，9 种 ZEA 水解酶表现出显著催化活性，其中 ZH4 和 ZH9 分别降解了超过 90%和近 100%的

ZEA[图 3.16（a）]。对于 OTA 水解，6 种酶显示出明显催化活性，尤其是 OH1、OH4、OH6 和 OH8 降解了 90%以上的 OTA[图 3.16（b）]。也考察了这些酶对小麦和玉米粉中真菌毒素污染物的降解情况[图 3.16（c）]。随后通过高分辨率质谱分析反应体系中的代谢产物[图 3.16（d～g）]，确认这些酶的确催化了预期的降解反应。这些结果不仅验证了预测的准确性，也进一步证明了所选酶在实际应用中的有效性和特异性，充分显示出 PU-EPP 的卓越筛选能力。

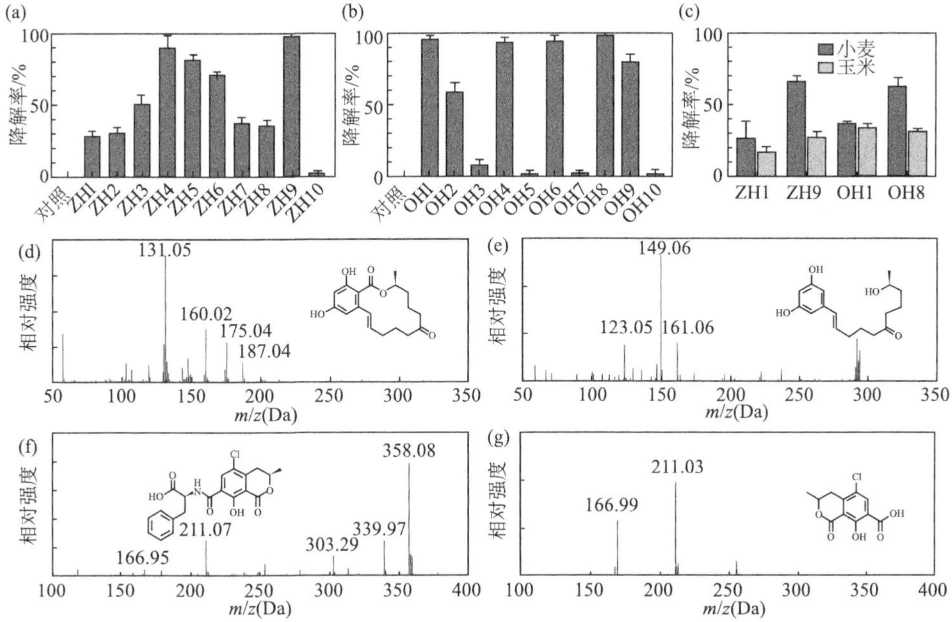

图 3.16　真菌毒素 ZEA 和 OTA 候选酶催化活性的实验验证（Zhang et al.，2024a）

（a，b）通过测量反应系统中真菌毒素 ZEA 和 OTA 的残留浓度，来检测候选酶对真菌毒素的降解率。在 37℃下培养 3h 后，使用液相色谱-质谱（LC-MS）测量真菌毒素及其代谢物含量。（c）酶对小麦和玉米粉中真菌毒素污染物的降解率。将酶上清液与含有真菌毒素的面粉混合。在相同条件下培养后，使用 LC-MS 测试真菌毒素含量。（d～g）ZEA 和 OTA 及其降解产物的 MS/MS 光谱

本节介绍了 ToxinDB 这一基于反应规则的毒素生物转化预测工具，该工具用于预测毒素的生物转化反应及其代谢产物，并根据参考反应推断毒素代谢的反应类型和催化酶类别。该工具为毒素的解毒反应设计和催化元件的发掘提供了重要参考价值。此外，介绍了用于毒素生物转化酶筛选的 PU-EPP 模型，其湿实验结果显示出良好的预测效果。

ToxinDB 作为基于反应规则的预测工具，主要用于毒素代谢产物的鉴定、生物标记物的发现及毒素代谢组学研究。该工具整合了 8000 余条生物转化规则，能够有效支持生物转化和代谢物的全面预测。当相似度阈值设定为 0 时，ToxinDB 在测试集上表现出 0.72 的灵敏度和 0.90 的特异性，验证了其在毒素代谢物预测中的有效性。该工具目前已被成功应用于辅助真菌毒素代谢物的鉴定，例如 Tian 等利用该工具预测出橘青霉素的羟基化代谢形式，并通过 HRMS 成功鉴定了该代谢产物。将 ToxinDB 应用于 4800 余种生物源毒素的代谢产物预测，获得了 549688 个潜在生物源毒素代谢产物，其中 94.7%尚未被 PubChem 数据库收录。此外，ToxinDB 以直观的方式呈现已知和未探索的毒素及其代谢产物的化学空间，为进一步鉴定和表征毒素代谢组中的未发现代谢产物或潜在隐蔽型毒素分子提供了有力支持。

PU-EPP 模型基于正例-未标记学习策略，利用包含超过 600000 个已知酶-底物对的综合底物混杂数据集，通过加权随机采样和 PU 学习实现了稳健的酶-底物混杂预测。PU-EPP 在正负例数据严重不平衡的情况下展现了优异的鲁棒性和预测性能。结合快速 CFPE 系统，建立了一个快速筛选框架，通过该框架成功筛选出 9 种可特异性打开 ZEA 大环结构的内酯水解酶和 6 种 OTA 的酰胺水解酶。与传统的微生物筛选和功能宏基因组学方法相比，这一数据驱动方法实现了大规模酶-底物库的快速筛选，且不受候选酶特定 EC 类别的限制。

张雅琪　孙　帆　孙　微　康世墨　余佃贞　田　野　孙西艳　蔡鹏丽
刘美辰　孙姝婷　郭明珠　张大川　王知龙　武爱波

参 考 文 献

陈道波, 王教瑜, 肖琛闻, 等. 2021. ABC 转运蛋白结构及在植物病原真菌中的功能研究进展. 生物化学与生物物理进展, 48(3): 309-316.

郭倩倩, 周海芳, 郝佳容, 等. 2021. 西藏酵母对玉米赤霉烯酮的清除效果及作用机理研究. 粮油食品科技, 29(3): 192-197.

黄伟锋, 马传国, 陈小威, 等. 2020. 吸附法消减真菌毒素的研究进展. 食品工业科技, 41(1): 328-334.

纪剑, 于坚, 王良哲, 等. 2021. 真菌毒素的降解技术研究进展. 食品与生物技术学报, 41(5): 1-10.

纪俊敏, 侯杰, 姜苗苗, 等. 2022. 油脂中黄曲霉毒素污染及吸附脱除的研究进展. 中国粮油学报, 38(3): 10-19.

荚恒刚, 魏安季. 2021. 小麦赤霉病的发生及防治. 现代农业科技, 17: 108-109.

姜富贵, 韩红, 陈雪梅, 等. 2018. 乳酸菌和纳豆芽孢杆菌对黄曲霉毒素 B1 和伏马毒素 B1 的吸附作用研究, 山东农业科学, 50(1): 127-130.

赖根生, 李洁, 刘子睦, 等. 2021. 一株降解 DON 芽孢菌的筛选鉴定及其发酵饲料应用, 饲料工业, 42(24): 18-24.

刘芳, 李萌萌, 卞科. 2021. 臭氧对食品中真菌毒素的降解效果及影响因素研究进展. 食品与发酵工业, 47(18): 282-293.

刘万才, 刘振东, 黄冲, 等. 2016. 近 10 年农作物主要病虫害发生危害情况的统计和分析. 植物保护，42(5): 1-9,46.

宁雪悦. 2024. 呕吐毒素降解菌 ASAG37 的筛选和降解机制研究. 郑州:河南工业大学.

邵春山, 余祖华, 廖成水, 等. 2023. 一株毕赤酵母菌 MC-1 降解呕吐毒素、生物学特性及初步应用.中国饲料, 1(3): 37-43.

史建荣, 刘馨, 仇剑波, 等. 2014. 小麦中镰刀菌毒素脱氧雪腐镰刀菌烯醇污染现状与防控研究进展. 中国农业科学, 47(18): 3641-3654.

孙帆, 曹雪强, 余佃贞, 等. 2022. 食品中新兴真菌毒素——链格孢毒素的生物合成调控研究进展. 未来食品科学, 2: 73-84.

仝国辉, 谭壮生, 杨庆, 等. 2021. 脱氧雪腐镰刀菌烯醇对健康影响的危害评估. 毒理学杂志, 35(5): 373-378.

王小博, 刘健南, 郑琳, 等. 2024. 辉光放电等离子体降解啤酒中 T-2 毒素. 食品与机械, 40(3): 12-17.

翟志雯. 2019. 呕吐毒素脱毒型枯草芽孢杆菌的筛选及初步研究应用. 武汉: 华中农业大学.

张大川. 2019. 数据驱动的食品风险组分生物转化和催化元件预测系统构建. 上海: 中国科学院上海营养与健康研究所.

张雪洁, 安娜, 高艺璇, 等. 2019. 真菌毒素的脱毒进展. 药学研究, 38(2): 95-99.

Adegoke T V, Yang B, Xing F, et al. 2023. Microbial enzymes involved in the biotransformation of major mycotoxins. Journal of Agricultural and Food Chemistry, 71(1): 35-51.

Adunphatcharaphon S, Petchkongkaew A, Visessanguan W. 2021. *In vitro* mechanism assessment of zearalenone removal by plant-derived lactobacillus plantarum BCC 47723. Toxins, 13(4): 286.

Alford R, Mishael Y G. 2023. Bifunctional clay based sorbent for ‘Ochratoxin A’ removal and wine fining. Food Chemistry, 416: 135827.

Alharthi S S, Badr A N, Gromadzka K, et al. 2021. Bioactive molecules of mandarin seed oils diminish mycotoxin and the existence of fungi. Molecules, 26: 7130.

Alimadadi N, Pourvali Z, Nasr S, et al. 2023. Screening of antagonistic yeast strains for postharvest control of *Penicillium expansum* causing blue mold decay in table grape. Fungal Biology, 127(3): 901-908.

Armando M R, Galvagno M A, Dogi C A, et al. 2013. Statistical optimization of culture conditions for biomass production of probiotic gut-borne *Saccharomyces cerevisiae* strain able to reduce fumonisin B1. Journal of Applied Microbiology, 114: 1338-1346.

Azam M S, Yu D, Liu N, et al. 2019. Degrading ochratoxin A and zearalenone mycotoxins using a multifunctional recombinant enzyme. Toxins, 11: 301.

Bartholomew H, Luciano-Rosario D, Bradshaw M, et al. 2023. Avirulent isolates of *Penicillium chrysogenum* to control the blue mold of apple caused by *P. expansum*. Microorganisms, 11(11): 2792.

Behbehani J M, Irshad M, Shreaz S, et al. 2019. Synergistic effects of tea polyphenol epigallocatechin 3-*O*-gallate and azole drugs against oral candida isolates. Journal De Mycologie Medicale, 29: 158-167.

Blackwell B A, Gilliam J, Savard M, et al. 1999. Oxidative deamination of hydrolyzed fumonisin B1 (AP1) by cultures of *Exophiala spinifera*. Natural Toxins, 7: 31-38.

Boisvert F M, van Koningsbruggen S, Navascues J, et al. 2007. The multifunctional nucleolus. Nature Review Molecular Cell Biology, 8: 574-585.

Brakhage A A. 2013. Regulation of fungal secondary metabolism. Nature Reviews Microbiology, 11: 21-32.

Buchenauer H, Kang Z, Huang L, et al. 2004. Cytology of infection process of *Fusarium graminearum* on wheat spikes. Acta Phytopathologica Sinica, 34(4): 329-335.

Caceres I, Snini S, Puel O, et al. 2018. Streptomyces roseolus, a promising biocontrol agent against *Aspergillus flavus*, the main aflatoxin B1 producer. Toxins, 10(11): 442.

Calado T, Abrunhosa L, Cabo Verde S, et al. 2020. Effect of gamma-radiation on zearalenone-degradation, cytotoxicity and estrogenicity. Foods, 9(11): 1687.

Cardoso Gimenes D, Ono M A, de Souza Suguiura I M, et al. 2023. Yeasts as sustainable biocontrol agents against ochratoxigenic *Aspergillus* species and *in vitro* optimization of ochratoxin A detoxification. Journal of Applied Microbiology, 134: lxad174.

Chaitanya K, Masih H, Abhiram P. 2018. Isolation of *Trichoderma harzianum* and evaluation of antagonistic potential against *Alternaria alternata*. International Journal of Current Microbiology and Applied Sciences, 7(10): 2910-2918.

Chang X, Liu H, Sun J, et al. 2020. Zearalenone removal from corn oil by an enzymatic strategy. Toxins (Basel), 12(2): 117.

Che J, Chen X, Ouyang Q, et al. 2020. *p*-Anisaldehyde exerts its antifungal activity against *Penicillium digitatum* and *Penicillium italicum* by disrupting the cell wall integrity and membrane permeability. Journal Microbiol Biotechnol, 30: 878-884.

Chen F, Yuan L, Ding S, et al. 2020a. Data-driven rational biosynthesis design: from molecules to cell factories. Briefings in Bioinformatics, 21 (4): 1238-1248.

Chen L, Tan X, Wang D, et al. 2020b. TransformerCPI: improving compound-protein interaction prediction by sequence-based deep learning with self-attention mechanism and label reversal experiments. Bioinformatics, 36 (16): 4406-4414.

Chen X, Sallach J B, Ling W, et al. 2024. $CoFe_2O_4@Ti_3C_2$ MXene nanocomposite-based broad-spectrum degradation of biotoxins. Applied Catalysis B: Environment and Energy, 350: 123953.

Chen Y, Kistler H C, Ma Z. 2019. Fusarium graminearum trichothecene mycotoxins: biosynthesis, regulation, and management. Annual Review of Phytopathology, 57: 15-39.

Cheng S, Wu T, Zhang H, et al. 2023. Mining lactonase gene from aflatoxin B1-degrading strain *Bacillus megaterium* and degrading properties of the recombinant enzyme. Journal of Agricultural and Food Chemistry, 71: 20762-20771.

Cheng X, Yang Y, Zhu X, et al. 2021. Inhibitory mechanisms of cinnamic acid on the growth of *Geotrichum citri-aurantii*. Food Control, 131: 108459.

Chhaya R S, O'Brien J, Nag R, et al. 2024. Prevalence and concentration of mycotoxins in bovine feed and feed components: a global systematic review and meta-analysis. Science of the Total Environment, 929: 172323.

Collins T F, Sprando R L, Black T N, et al. 2006. Effects of aminopentol on in utero development in rats. Food and Chemical Toxicolog, 44: 161-169.

Corbu V M, Gheorghe I, Marinas I C, et al. 2021. Demonstration of *Allium sativum* extract inhibitory effect on biodeteriogenic microbial strain growth, biofilm development, and enzymatic and organic acid production. Molecules, 26: 7195.

Cosme F, Ribeiro M, Filipe-Ribeiro L, et al. 2024. Review of mycotoxins in grapes and grape products. IntechOpen. DOI: 10.5772/intechopen.1005454.

Dai L, Niu D, Huang J W, et al. 2023. Cryo-EM structure and rational engineering of a superefficient ochratoxin A-detoxifying amidohydrolase. Journal of Hazardous Materials, 458: 131836.

Dänicke S, Kersten S, Valenta H, et al. 2012. Inactivation of deoxynivalenol-contaminated cereal grains with sodium metabisulfite: a review of procedures and toxicological aspects. Mycotoxin Research, 28(4): 199-218.

Danielle C, Mario A, Igor Massahiro de S, et al. 2023. Yeasts as sustainable biocontrol agents against ochratoxigenic *Aspergillus* species and *in vitro* optimization of ochratoxin A detoxification. Journal of Applied Microbiology. 134(8):lxad174.

Ding Y, Liu F, Yang J, et al. 2023. Isolation and identification of Bacillus mojavensis YL-RY0310 and its biocontrol potential against *Penicillium expansum* and patulin in apples. Biological Control, 182: 105239.

Dos Santos A M, Albuini F M, Barros G C, et al. 2023. Identification of the main proteins secreted by *Kluyveromyces marxianus* and their possible roles in antagonistic activity against fungi. FEMS Yeast Research, 23: foad007.

Du Q, Zhang W, Xu N, et al. 2023. Efficient and simultaneous removal of aflatoxin B1, B2, G1, G2, and zearalenone from vegetable oil by use of a metal-organic framework absorbent. Food Chemistry, 418: 135881.

Duvick J, Rood T, Maddox J, et al. 1998. Detoxification of mycotoxins in planta as a strategy for improving grain quality and disease resistance: identification of fumonisin-degrading microbes from maize//Kohmoto K, Yoder O C. Molecular Genetics of Host-Specific Toxins in Plant Disease, vol 13. Dordrecht:Springer, 13: 369-381.

Elghandour M, Tan Z, Abu Hafsa S, et al. 2019. *Saccharomyces cerevisiae* as a probiotic feed additive to non and pseudo-ruminant feeding: a review. Journal of Applied Microbiology, 128(3): 658-674.

Engelhardt G. 2002. Degradation of ochratoxin A and B by the white rot fungus *Pleurotus ostreatus* . Mycotoxin Research, 18: 37-43.

Faraji A R, Khoramdareh N B, Falahati F, et al. 2023. Superparamagnetic Mn Fe alloy composite derived from cross-bindered of chitosan/rice husk waste/iron aluminate spinel hercynite for rapid catalytic detoxification of aflatoxin B_1: structure, performance and synergistic mechanism. International Journal of Biological Macromolecules, 234: 123709.

Fernandes J M, Calado T, Guimarães A, et al. 2019. *In vitro* adsorption of aflatoxin B1, ochratoxin A, and zearalenone by micronized grape stems and olive pomace in buffer solutions. Mycotoxin Research, 35(3): 243-252.

Figueroa M, Hammond-Kosack K E, Solomon P S. 2018. A review of wheat diseases-a field perspective. Molecular Plant Pathology, 19: 1523-1536.

Fonseca G G. 2022. Metabolic engineering of *Kluyveromyces marxianus* for biomass-based applications. 3 Biotech, 12(10): 259.

Francis N I, Muhammad H, Oyeyemi A D, et al. 2023. Isolation and characterization of novel soil bacterium, *Klebsiella pneumoniae* strain GS7-1 for the degradation of zearalenone in major cereals. Food Control, 143: 109287.

Freitas J V, Godiya C B, Farinas C S, et al. 2023. Adsorptive removal of aflatoxin B1 from simulated animal gastrointestinal tract using sugarcane bagasse fly ash. Brazilian Journal of Chemical Engineering, 41(1): 443-451.

Fu X, Fei Q, Zhang X, et al. 2024. Two different types of hydrolases co-degrade ochratoxin A in a highly efficient degradation strain *Lysobacter* sp. CW239. Journal of Hazardous Materials, 473: 134716.

Gao X J, Mu P Q, Zhu X H, et al. 2020. Dual function of a novel bacterium, *Slackia* sp. D-G6: detoxifying deoxynivalenol and producing the natural estrogen analogue, equol. Toxins, 12: 85.

Garcia-Ortega X, Camara E, Ferrer P, et al. 2019. Rational development of bioprocess engineering strategies for recombinant protein production in *Pichia pastoris* (*Komagataella phaffii*) using the methanol-free GAP promoter. Where do we stand? .New Biotechnology, 53: 24-34.

Gonçalves B, Muaz K, Coppa C, et al. 2020. Aflatoxin M1 absorption by non-viable cells of lactic acid bacteria and *Saccharomyces cerevisiae* strains in Frescal cheese. Food Research International, 136: 109604.

Guan Y, Chen J, Nepovimova E, et al. 2021. Aflatoxin detoxification using microorganisms and enzymes. Toxins, 13(1): 46.

Guo X, Wu W, Wang G, et al. 2023. New *Metarhizium brunneum* IFST-OT3 useful in detoxification of ochratoxin A and B, degrading ochratoxin A and B, and preparing ochratoxins A and B. Patent. CN116286384(A).

Guo Y P, Zhou J C, Tang Y, et al. 2020. Characterization and genome analysis of a zearalenone-degrading *Bacillus velezensis* strain ANSB01E. Current Microbiology, 77: 273-278.

Ha-Tran D M, Nguyen T T M, Huang C C. 2020. *Kluyveromyces marxianus*: Current state of omics studies, strain improvement strategy and potential industrial implementation. Fermentation, 6(4): 124.

Hamza Z, El-Hashash M, Aly S, et al. 2019. Preparation and characterization of yeast cell wall beta-glucan encapsulated humic acid nanoparticles as an enhanced aflatoxin B1 binder. Carbohydrate Polymers, 203: 185-192.

Hartinger D, Schwartz H, Hametner C, et al. 2011. Enzyme characteristics of aminotransferase FumI of *Sphingopyxis* sp. MTA144 for deamination of hydrolyzed fumonisin B1. Applied Microbiology and Biotechnology, 91: 757-768.

Hashemi S M B, Amiri M J. 2020. A comparative adsorption study of aflatoxin B1 and aflatoxin G1 in almond butter fermented by *Lactobacillus fermentum* and *Lactobacillus delbrueckii* subsp. lactis. LWT, 128: 109500.

He P Z, Zhao Z Y, Tan Y L, et al. 2021. Photocatalytic degradation of deoxynivalenol using cerium doped titanium dioxide under ultraviolet light irradiation. Toxins, 13(7): 481.

He W J, Shi M M, Yang P, et al. 2020. A quinone-dependent dehydrogenase and two NADPH-dependent aldo/keto reductases detoxify deoxynivalenol in wheat via epimerization in a *Devosia* strain. Food Chemistry, 321: 126703.

Heinl S, Hartinger D, Thamhesl M, et al. 2010. Degradation of fumonisin B1 by the consecutive action of two bacterial enzymes. Journal of Biotechnology, 145: 120-129.

Heinl S, Hartinger D, Thamhesl M, et al. 2011. An aminotransferase from bacterium ATCC55552 deaminates hydrolyzed fumonisin B1. Biodegradation, 22: 25-30.

Hinojosa-Nogueira D, Perez-Burillo S, Pastoriza de la Cueva S, et al. 2021. Green and white teas as health-promoting foods. Food Function, 12: 3799-3819.

Hsu T, Yi P, Lee T, et al. 2018. Probiotic characteristics and zearalenone-removal ability of a *Bacillus licheniformis* strain. PLoS One, 13: e0194866.

Hu D, Yu S, Yu D, et al. 2019. Biogenic *Trichoderma harzianum*-derived selenium nanoparticles with control functionalities originating from diverse recognition metabolites against phytopathogens and mycotoxins. Food Control, 106: 106748.

Hu J, Wang G, Hou M, et al. 2023. New Hydrolase from *Aeromicrobium* sp. HA for the biodegradation of zearalenone: identification, mechanism, and application. Journal of Agricultural and Food Chemistry, 71: 2411-2420.

Hu Q N, Deng Z, Hu H, et al. 2011. RxnFinder: biochemical reaction search engines using molecular structures, molecular fragments and reaction similarity. Bioinformatics, 27 (17): 2465-2467.

Hua Y, Wang J, Zhu Y, et al. 2019. Release of glucose repression on xylose utilization in *Kluyveromyces marxianus* to enhance glucose-xylose co-utilization and xylitol production from corncob hydrolysate. Microbial Cell Factories, 18(1): 24.

Huang P, Yu X, Liu H, et al. 2024. Regulation of TRI5 expression and deoxynivalenol biosynthesis by a long non-coding RNA in *Fusarium graminearum*. Nature Communications, 15: 1216.

Huang Y, Li Y, Li D, et al. 2020. Phospholipase C from *Alternaria alternata* is induced by physiochemical cues on the pear fruit surface that dictate infection structure differentiation and pathogenicity. Frontiers in Microbiology, 11: 1279.

Igbalajobi O, Gao J, Fischer R. 2020. The HOG pathway plays different roles in conidia and hyphae during virulence of *Alternaria alternata*. Molecular Plant-Microbe Interactions, 33(12): 1405-1410.

Igbalajobi O, Yu Z, Fischer R. 2019. Red- and blue-light sensing in the plant pathogen *Alternaria alternata* depends on phytochrome and the white-collar protein LreA. MBio, 10(2): 10-1128.

Ikunaga Y, Sato I, Grond S, et al. 2011. *Nocardioides* sp. strain WSN05-2, isolated from a wheat field, degrades deoxynivalenol, producing the novel intermediate 3-epi-deoxynivalenol. Applied Microbiology and Biotechnology, 89: 419-427.

Ismail A, Gonçalves B L, de Neeff D V, et al. 2018. Aflatoxin in foodstuffs: occurrence and recent advances in decontamination. Food Research International, 113: 74-85.

Jahan I, Tai B, Ma J, et al. 2023. Identification of a Novel *Bacillus velezensis* IS-6 Nudix hydrolase Nh-9 involved in ochratoxin A detoxification by transcriptomic profiling and functional verification. Journal of Agricultural and Food Chemistry, 71: 10155-10168.

Jakopović Ž, Valinger D, Hanousek Čiča K, et al. 2024. A predictive assessment of ochratoxin A's effects on oxidative stress parameters and the fermentation ability of yeasts using neural networks. Foods, 13(3): 408.

Ji J, Sun J, Pi F, et al. 2016. GC-TOF/MS-based metabolomics approach to study the cellular immunotoxicity of deoxynivalenol on murine macrophage ANA-1 cells. Chemico-Biological Interactions, 256: 94-101.

Ji J, Zhang D, Ye J, et al. 2023. MycotoxinDB: a data-driven platform for investigating masked forms of mycotoxins. Journal of Agricultural and Food Chemistry, 71 (24), 9501-9507.

Jia H G, Wei A J. 2021. Occurrence and control of wheat scab disease. Modern Agricultural Science and Technology, 17: 108-109.

Jia Q, Fan Y, Duan S, et al. 2023. Effects of *bacillus amyloliquefaciens* XJ-BV2007 on growth of *Alternaria alternata* and production of tenuazonic acid. Toxins, 15(1): 53.

Jiang C, Cao S, Wang Z, et al. 2019a. An expanded subfamily of G-protein-coupled receptor genes in *Fusarium graminearum* required for wheat infection. Nature Microbiology, 4: 1582-1591.

Jiang L, Guan X, Liu H, et al. 2023. Improved production of recombinant carboxylesterase FumDM by co-expressing molecular chaperones in *Pichia pastoris*. Toxins (Basel), 15(2): 156.

Jiang N, Li Z, Wang L, et al. 2019b. Effects of ultraviolet-c treatment on growth and mycotoxin production by *Alternaria* strains isolated from tomato fruits. International Journal of Food Microbiology, 311: 108333.

Ju J, Tinyiro S E, Yao W R, et al. 2019. The ability of *Bacillus subtilis* and *Bacillus natto* to degrade zearalenone and its application in food. Journal of Food Processing and Preservation, 43: 1-19.

Kamle M, Mahato D, Gupta A, et al. 2022. Citrinin mycotoxin contamination in food and feed: impact on agriculture, human health, and detection and management strategies. Toxins. 14(2): 85.

Keawmanee P, Rattanakreetakul C, Pongpisutta R. 2021. Microbial reduction of fumonisin B1 by the new isolate *Serratia marcescens* 329-2. Toxins, 13: 638.

Keller L, Abrunhosa L, Keller K, et al. 2015. Zearalenone and its derivatives α-zearalenol and β-zearalenol decontamination by *Saccharomyces cerevisiae* strains isolated from bovine forage. Toxins, 7: 3297-3308.

Keller N P. 2019. Fungal secondary metabolism: regulation, function and drug discovery. Nature Reviews Microbiology, 17: 167-180.

Khalil O A A, Hammad A A, Sebaei A S. 2021. *Aspergillus flavus* and *Aspergillus ochraceus* inhibition and reduction of aflatoxins and ochratoxin A in maize by irradiation. Toxicon, 198: 111-120.

Kosaka T, Tsuzuno T, Nishida S, et al. 2022. Distinct metabolic flow in response to temperature in thermotolerant *Kluyveromyces marxianus*. Applied and Environmental Microbiology, 88(6): e0200621.

Kowalczyk P, Ligas B, Skrzypczak D, et al. 2021. Biosorption as a method of biowaste valorization to feed additives: RSM optimization. Environmental Pollution, 268: 115937.

Lee A, Cheng K C, Liu J R. 2017. Isolation and characterization of a *Bacillus amyloliquefaciens* strain with zearalenone removal ability and its probiotic potential. PLoS One, 12: 1-21.

Lee H, Park B, Chewaka L. 2024. A comparative study of composition and soluble polysaccharide content between brewer's spent yeast and cultured yeast cells. Foods, 13: 1567.

Lee H J, Ryu D. 2017. Worldwide occurrence of mycotoxins in cereals and cereal-derived food products: public health perspectives of their co-occurrence. Journal of Agricultural and Food Chemistry, 65: 7034-7051.

Lei Y P, Zhao L H, Ma Q G, et al. 2014. Degradation of zearalenone in swine feed and feed ingredients by *Bacillus subtilis* ANSB01G. World Mycotoxin Journal, 7: 143-151.

Li J, Lin L, Li C, et al. 2020. The ability of Lactobacillus rhamnosus to bind patulin and its application in apple juice. Acta Alimentaria, 49(1): 93-102.

Li K L, Yu S, Yu D Z, et al. 2022a. Biodegradation of fumonisins by the consecutive action of a fusion enzyme. Toxins (Basel), 14(4): 266.

Li L, Mei M, Wang J, et al. 2024a. Expression and application of aflatoxin degrading enzyme gene in *Pichia pastoris*. Biotechnology Journal, 19(1): e2300167.

Li Q, Lu J, Zhang G, et al. 2022b. Recent advances in the development of *Aspergillus* for protein production. Bioresour Technology, 348: 126768.

Li S, Qin K, Fu Y et al. 2023. Highly efficient removal of aflatoxin B1 employing a flower-like covalent organic framework-based fiber membrane. Journal of Environmental Chemical Engineering, 11(6): 11382.

Li S, Zhou S, Yang Q, et al. 2024b. New *Achromobacter gandavensis* soil H01 strain useful for preparing microbial composition for degrading aflatoxin B1 and ochratoxin A. Patent, CN118028160.

Li X M, Li Z Y, Wang Y D, et al. 2019. Quercetin inhibits the proliferation and aflatoxins biosynthesis of *Aspergillus flavus*, Toxins, 11: 154.

Li Z Y, Wang Y, Liu Z Q, et al. 2021. Biological detoxification of fumonisin by a novel carboxylesterase from *Sphingomonadales bacterium* and its biochemical characterization. International Journal of Biological Macromolecules, 169: 18-27.

Liu W C, Liu Z D, Huang C, et al. 2016. Statistical analysis of the occurrence and damage of major crop pests and diseases in recent 10 years. Plant Protection, 42(5): 1-9, 46.

Löbs A K, Engel R, Schwartz C, et al. 2017. CRISPR–Cas9-enabled genetic disruptions for understanding ethanol and ethyl acetate biosynthesis in *Kluyveromyces marxianus*. Biotechnology for Biofuels, 10: 1-14.

Luo H, Wang G, Chen N, et al. 2022. A superefficient ochratoxin a hydrolase with promising potential for industrial applications. Applied and Environmental Microbiology, 88(2): e0196421.

Lyutova L V, Naumova E S. 2023. Comparative analysis of fermentation of lactose and its components, glucose and galactose, by interstrain hybrids of dairy yeast *Kluyveromyces lactis*. Applied Biochemistry and Microbiology, 59(9): 1150-1156.

Ma J, Godana E, Yang Q, et al. 2023a. Effect of the antagonistic yeast *Hannaella sinensis* on the degradation of Patulin. Biological Control, 178: 105134.

Ma Y, Sun C P, Wang J, et al. 2023b. Screening, identification and action mechanism of T-2 toxin-degrading strains. Food Science, 44(22): 173-182.

Mahor D, Prasad G S. 2018. Biochemical characterization of *Kluyveromyces lactis* adenine deaminase and guanine deaminase and their potential application in lowering purine content in beer. Frontiers in Bioengineering and Biotechnology, 6: 180.

Makhuvele R, Naidu K, Gbashi S, et al. 2020. The use of plant extracts and their phytochemicals for control of toxigenic fungi and mycotoxins. Heliyon, 6: e05291.

Mao J, Li P, Wang J, et al. 2019. Insights into photocatalytic inactivation mechanism of the hypertoxic site in aflatoxin B1 over clew-like WO_3 decorated with CdS nanoparticles. Applied Catalysis B: Environmental, 248: 477-486.

McDonald A G, Boyce S, Tipton K F. 2009. ExplorEnz: the primary source of the IUBMB enzyme list. Nucleic Acids Research, 37: D593-D597.

Mita M, Sato R, Kakinuma M, et al. 2023. Isolation and characterization of filamentous fungi capable of degrading the mycotoxin patulin. Microbiology Open, 12(4): e1373.

Molina M A, Cazzaniga A, Milde L B, et al. 2023. Purification and characterization of a fungal laccase expressed in *Kluyveromyces lactis* suitable for baking. Journal of Food Science, 88(4): 1365-1377.

Nam H, Lewis N E, Lerman J A, et al. 2012. Network context and selection in the evolution to enzyme specificity. Science, 337 (6098): 1101-1104.

Narayanan V S, Muddaiah S, Shashidara R, et al. 2020. Variable antifungal activity of curcumin against planktonic and biofilm phase of different candida species. Indian Journal of Dental Research, 31: 145-148.

Natarajan S, Balachandar D, Paranidharan V. 2023. Inhibitory effects of epiphytic *Kluyveromyces marxianus* from Indian senna (*Cassia angustifolia* Vahl.) on growth and aflatoxin production of *Aspergillus flavus*. International Journal of Food Microbiology, 406: 110368.

Nathanail A V, Gibson B, Han L, et al. 2016. The lager yeast *Saccharomyces pastorianus* removes and transforms *Fusarium trichothecene* mycotoxins during fermentation of brewer's wort. Food Chemistry, 203: 448-455.

Neme K, Mohammed A. 2017. Mycotoxin occurrence in grains and the role of postharvest management as a mitigation strategies. A review. Food Control, 78: 412-425.

Nerilo S B, Romoli J C Z, Nakasugi L P, et al. 2020. Antifungal activity and inhibition of aflatoxins production by *Zingiber officinale* Roscoe essential oil against *Aspergillus flavus* in stored maize grains. Ciência Rural, 50: e20190779.

Ning M, Guo P, Qi J, et al. 2024. Detoxification of mycotoxin patulin by the yeast *Kluyveromyces marxianus* YG-4 in apple juice. Journal of Agricultural and Food Chemistry, 72: 12798-12809.

Oirdi S, Lakhlifi T, Kachmar M, et al. 2023. Patulin removal and biopreservation of apple by three lactic acid bacteria strains isolated from foods. Biocontrol Science and Technology, 33(12): 1139-1155.

Oliveira R C, Carvajal-Moreno M, Mercado-Ruaro P, et al. 2020. Essential oils trigger an antifungal and antiaflatoxigenic effect on *Aspergillus flavus* via the induction of apoptosis-like cell death and gene regulation. Food Control, 110: 107038.

Orso P B, Evangelista A G, de Melo Nazareth T, et al. 2024. Bacillus velezensis CL197: a zearalenone detoxifying strain isolated from wheat with potential to be used in animal production. Veterinary Research Communication, PMID: 39316351.

Oufensou S, Balmas V, Azara E, et al. 2020. Naturally occurring phenols modulate vegetative growth and deoxynivalenol biosynthesis in *Fusarium graminearum*. ACS Omega, 5: 29407-29415.

Palmieri D, Miccoli C, Notardonato I, et al. 2022. Modulation of extracellular *Penicillium expansum*-driven acidification by *Papiliotrema terrestris* affects biosynthesis of patulin and has a possible role in biocontrol activity. Frontiers in Microbiology, 13: 973670.

Pan Y, Liu C, Yang J, et al. 2022. Conversion of zearalenone to β-zearalenol and zearalenone-14, 16-diglucoside by *Candida parapsilosis* ATCC 7330. Food Control, 131: 108429.

Pankaj S K, Shi H, Keener K M. 2018. A review of novel physical and chemical decontamination technologies for aflatoxin in food. Trends in Food Science & Technology, 71: 73-83.

Peng M X, Zhao Z T, Liang Z H. 2022. Biodegradation of ochratoxin A and ochratoxin B by *Brevundimonas naejangsanensis* isolated from soil. Food Control, 133: 108611.

Pereyra C, del Pilar Monge M, Bongiovanni S, et al. 2024. Impact of *Kluyveromyces marxianus* VM004 culture conditions on the cell wall structure and its influence on aflatoxin B1 binding. Revista Argentina de Microbiología, https://doi.org/10.1016/j.ram.2024.07.004.

Perpetuini G, Tittarelli F, Suzzi G, et al. 2019. Cell wall surface properties of *Kluyveromyces marxianus* strains from dairy products. Frontiers in Microbiology, 10: 79.

Péter H, István S, Mátyás C, et al. 2016. Biodegradation of aflatoxin-B1 and zearalenone by *Streptomyces* sp. collection. International Biodeterioration & Biodegradation, 108: 48-56.

Pierron A, Mimoun S, Murate L S, et al. 2016. Microbial biotransformation of DON: molecular basis for reduced toxicity. Scientific Reports, 6: 29105.

Pirouz A A, Karjiban R A, Abu Bakar F, et al. 2018. A novel adsorbent magnetic graphene oxide modified with chitosan for the simultaneous reduction of mycotoxins. Toxins, 10(9): 361.

Podgórska-Kryszczuk I, Solarska E, Kordowska-Wiater M. 2022. Reduction of the *Fusarium mycotoxins*: deoxynivalenol, nivalenol and zearalenone by selected non-conventional yeast strains in wheat grains and bread. Molecules, 27(5): 1578.

Qin X, Su X, Tu T, et al. 2021. Enzymatic degradation of multiple major mycotoxins by dye-decolorizing peroxidase from *Bacillus subtilis*. Toxins, 13(6): 429.

Qiu Y, Yan J, Liu X, et al. 2024. A novel g-C_3N_4-SH@konjac glucomannan composite aerogel for patulin removal from apple juice and its photocatalytic regeneration. Food Chemistry, 451: 139421.

Rachmawaty, Mu'nisa A, Hiola S F, et al. 2019. The effectiveness of the formulation of cocoa pod husk (*Theobroma cacao* L.) based botanical fungicides on fusarium wilt disease on tomato plants. Institute of Physics Conference Series, 1244: 012036.

Rassmidatta K, Theapparat Y, Chanaksorn N, et al. 2024. Dietary *Kluyveromyces marxianus* hydrolysate alters humoral immunity, jejunal morphology, cecal microbiota and metabolic pathways in broiler chickens raised under a high stocking density. Poultry Science, 103(9): 103970.

Ren Z, Luo J, Wan Y. 2019. Enzyme-like metal-organic frameworks in polymeric membranes for efficient removal of aflatoxin B1. ACS Applied Materials & Interfaces, 11(34): 30542-30550.

Renata H, Wang Z J, Arnold F H. 2015. Expanding the enzyme universe: accessing non-natural reactions by mechanism-guided directed evolution. Angewandte Chemie-International Edition, 54 (11): 3351-3367.

Reyes-Sánchez F J, Páez-Lerma J B, Rojas-Contreras J A, et al. 2019. Study of the enzymatic capacity of *Kluyveromyces marxianus* for the synthesis of esters. Journal of Molecular Microbiology and Biotechnology, 29(1-6): 1-9.

Sabry B A, Farouk A, Badr A N. 2021. Bioactivity evaluation for volatiles and water extract of commercialized star anise. Heliyon, 7: e07721.

Saini P, Beniwal A, Vij S. 2017. Comparative analysis of oxidative stress during aging of *Kluyveromyces marxianus* in synthetic and whey media. Applied Biochemistry and Biotechnology, 183(1): 348-361.

Sarrocco S, Mauro A, Battilani P. 2019. Use of competitive filamentous fungi as an alternative approach for mycotoxin risk reduction in staple cereals: state of art and future perspectives. Toxins, 11(12): 701.

Shanakhat H, McCormick S P, Busman M, et al. 2022. Modification of deoxynivalenol by a fungal laccase paired with redox mediator tempo. Toxins (Basel), 14(8): 548.

Shen J R, Li X, Wang Y N, et al. 2024. Screening of yeast for degrading citrinin and optimization of degradation conditions. Journal of Food Safety and Quality, 15(7): 37-44.

Shen M H, Singh R K. 2022. Effective UV wavelength range for increasing aflatoxins reduction and decreasing oil deterioration in contaminated peanuts. Food Research International, 154: 111016.

Shi J R, Liu X, Qiu J B, et al. 2014. Contamination status and progress in prevention and control of deoxynivalenol in wheat. Scientia Agricultura Sinica, 47(18): 3641-3654.

Shi Y, Ouyang B, Zhang Y, et al. 2024. Recent developments of mycotoxin-degrading enzymes: identification, preparation and application. Critical Reviews in Food Science and Nutrition, 64: 10089-10104.

Silwana N, Calderón B, Ntwampe S K O, et al. 2020. Heterogeneous fenton degradation of patulin in apple juice using carbon-encapsulated nano zero-valent iron (CE-nZVI). Foods, 9(5): 674.

Siri-Anusornsak W, Kolawole O, Soiklom S, et al. 2024. Innovative use of *Spirogyra* sp. biomass for the sustainable adsorption of aflatoxin B1 and ochratoxin A in aqueous solutions. Molecules, 29(21): 5038.

Song C, Zhang Y, Zhao Q, et al. 2024. Volatile organic compounds produced by *Bacillus aryabhattai* AYG1023 against *Penicillium expansum* causing blue mold on the Huangguan pear. Microbiological Research, 278: 127531.

Song K M, Okuyama M, Kobayashi K, et al. 2013. Characterization of a glycoside hydrolase family 31 alpha-glucosidase involved in starch utilization in podospora anserina. Bioscience Biotechnology Biochemistry, 77(10): 2117-2124.

Song P, Yu X, Yang W, et al. 2021. Natural phytoalexin stilbene compound resveratrol and its derivatives as anti-tobacco mosaic virus and anti-phytopathogenic fungus agents. Scientific Reports, 11: 16509.

Song Y, Wang Y, Guo Y, et al. 2021. Degradation of zearalenone and aflatoxin B1 by Lac2 from *Pleurotus pulmonarius* in the presence of mediators. Toxicon, 201: 1-8.

Söylemez T, Yamaç M, Eninanç A, et al. 2024. Ochratoxin A biodegradation by Agaricus campestris and statistical optimization of cultural variables. Food Science and Biotechnology, 33: 1221-1231.

Sun F, Cao X, Yu D, et al. 2022. AaTAS1 and AaMFS1 genes for biosynthesis or efflux transport of tenuazonic acid and pathogenicity of *Alternaria alternata*. Molecular Plant-Microbe Interactions, 35(5): 416-427.

Sun F, Yu D, Zhou H, et al. 2023. CotA laccase from *Bacillus licheniformis* ZOM-1 effectively degrades zearalenone, aflatoxin B1 and alternariol. Food Control, 145: 109472.

Sun J, Xia Y, Ming D. 2020. Whole-genome sequencing and bioinformatics analysis of *Apiotrichum mycotoxinivorans*: predicting putative zearalenone-degradation enzymes. Frontiers in Microbiology, 11: 1866.

Sun S, Zhao R, Xie Y, et al. 2019. Photocatalytic degradation of aflatoxin B1 by activated carbon supported TiO_2 catalyst. Food Control, 100: 183-188.

Sun Z, You Y, Xu H, et al. 2024. Food-grade expression of two laccases in *Pichia pastoris* and study on their enzymatic degradation characteristics for mycotoxins. Journal of Agricultural and Food Chemistry, 72(16): 9365-9375.

Tabari D G, Kermaanshahi H, Golian A, et al. 2018. *In vitro* binding potentials of bentonite, yeast cell wall and lactic acid bacteria for aflatoxin B1 and ochratoxin A. Iranian Journal of Toxicology, 12(2): 7-13.

Taheur F, Kouidhi B, Qurashi Y, et al. 2019. Review: biotechnology of mycotoxins detoxification using microorganisms and enzymes. Toxicon, 160: 12-22.

Tang Y, Xiao D, Liu C. 2023. Two-step epimerization of deoxynivalenol by quinone-dependent dehydrogenase and *Candida parapsilosis* ACCC 20221. Toxins (Basel), 15(4): 286.

Tian Y, Tan Y L, Liu N, et al. 2016a. Functional agents to biologically control deoxynivalenol contamination in cereal grains. Frontiers in Microbiology, 7: 395.

Tian Y, Tan Y L, Liu N, et al. 2016b. Detoxification of deoxynivalenol via glycosylation represents novel insights on antagonistic activities of trichoderma when confronted with *Fusarium graminearum*. Toxins, 8(11): 335.

Tian Y, Wu L, Yuan L, et al. 2020. BCSExplorer: a customized biosynthetic chemical space explorer with multifunctional objective function analysis. Bioinformatics, 36 (5): 1642-1643.

Tian Y, Zhang D, Cai P, et al. 2022. Elimination of fusarium mycotoxin deoxynivalenol (DON) via microbial and enzymatic strategies: current status and future perspectives. Trends in Food Science & Technology, 124: 96-107.

Tolosa J, Serrano Candelas E, Vallés Pardo J L, et al. 2023. MicotoXilico: an interactive database to predict mutagenicity, genotoxicity, and carcinogenicity of mycotoxins. Toxins (Basel), 15 (6): 355.

Tong G H, Tan Z S, Yang Q, et al. 2021. Hazard assessment of the effects of deoxynivalenol on health. Journal of Toxicology, 35(5): 373-378.

Tragni V, Cotugno P, de Grassi A, et al. 2021. Targeting mitochondrial metabolite transporters in *Penicillium expansum* for reducing patulin production. Plant Physiol Biochem, 158: 158-181.

Varela J A, Puricelli M, Montini N, et al. 2019. Expansion and diversification of MFS transporters in *Kluyveromyces marxianus*. Frontiers in Microbiology, 9: 3330.

von Hertwig A M, Iamanaka B T, Neto D P A, et al. 2020. Interaction of *Aspergillus flavus* and *A. parasiticus* with *Salmonella* spp. isolated from peanuts. International Journal of Food Microbiology, 328: 108666.

Wang G, Wang Y, Man H, et al. 2020a. Metabolomics-guided analysis reveals a two-step epimerization of deoxynivalenol catalyzed by the bacterial consortium IFSN-C1. Applied Microbiology and Biotechnology, 104: 6045-6056.

Wang G, Wang Y X, Fang J, et al. 2019. Biodegradation of deoxynivalenol and its derivatives by *Devosia insulae* A16. Food Chemistry, 276: 436-442.

Wang G, Wu W, Keller N P, et al. 2024. *Metarhizium* spp. encode an ochratoxin cluster and a high efficiency ochratoxin-degrading amidohydrolase revealed by genomic analysis. Journal of

Advanced Research,S2090-1232(24)00308-4.

Wang H, Sun S, Ge W, et al. 2020b. Horizontal gene transfer of *Fhb7* from fungus underlies *Fusarium* head blight resistance in wheat. Science, 368(6493):eaba5435.

Wang L, Wang M, Jiao J, et al. 2022a. Roles of AaVeA on mycotoxin production via light in *Alternaria alternata*. Frontiers in Microbiology, 13: 842268.

Wang N, Li P, Pan J W, et al. 2018a. Bacillus velezensis A2 fermentation exerts a protective effect on renal injury induced by zearalenone in mice. Scientific Reports, 8: 13646.

Wang N, Li P, Wang M, et al. 2018b. The protective role of *Bacillus velezensis* A2 on the biochemical and hepatic toxicity of zearalenone in mice. Toxins, 10: 449.

Wang S, Hou Q, Guo Q, et al. 2020c. Isolation and characterization of a deoxynivalenol-degrading bacterium *Bacillus licheniformis* YB9 with the capability of modulating intestinal microbial flora of mice. Toxins, 12: 184.

Wang Y, Chen Y, Jiang L, et al. 2022b. Improvement of the enzymatic detoxification activity towards mycotoxins through structure-based engineering. Biotechnology Advances, 56: 107927.

Wang Y, Zhang J, Wang Y L, et al. 2018c. Isolation and characterization of the *Bacillus cereus* BC7 strain, which is capable of zearalenone removal and intestinal flora modulation in mice. Toxicon, 155: 9-20.

Wang Y, Zhao D, Zhang W, et al. 2023. Biotransformation of deoxynivalenol by a dual-member bacterial consortium isolated from tenebrio molitor larval feces. Toxins, 15: 492.

Wei B, Xia N, Teng J, et al. 2024. Use of *Blastobotrys adeninivorans* MB89 strain in microbial agent for inhibiting the growth of *Penicillium citrinum* or degrading citrinin. Patent. CN117683648(A).

Wei M, Dhanasekaran S, Yang Q, et al. 2022. Degradation and stress response mechanism of *Cryptococcus podzolicus* Y3 on ochratoxin A at the transcriptional level. LWT, 157: 113061.

Wenderoth M, Garganese F, Schmidt M, et al. 2019. Alternariol as virulence and colonization factor of *Alternaria alternata* during plant infection. Molecular Microbiology, 112(1): 131-146.

Wu D, Wang D, Hong J. 2020. Effect of a novel alpha/beta hydrolase domain protein on tolerance of *Kluyveromyces marxianus* to lignocellulosic biomass-derived inhibitors. Frontiers in Bioengineering and Biotechnology, 8: 844.

Wu Y, Gao Y, Zheng X, et al. 2023. Enhancement of biocontrol efficacy of *Kluyveromyces marxianus* induced by N-acetylglucosamine against Penicillium expansum. Food Chemistry, 404: 134658.

Wullschleger S, Loewith R, Hall M N. 2006. TOR signaling in growth and metabolism. Cell, 124: 471-484.

Xu J C, Su S F, Song X L, et al. 2023. A simple nanocomposite photocatalyst HT-rGO/TiO_2 for deoxynivalenol degradation in liquid food. Food Chemistry, 408: 135228.

Xu X, Nicholson P. 2009. Community ecology of fungal pathogens causing wheat head blight. Annual Review Phytopathology, 47: 83-103.

Yang D D, Ye Y L, Sun J D, et al. 2024. Occurrence, transformation, and toxicity of fumonisins and their covert products during food processing. Critical Reviews in Food Science and Nutrition, 64(12): 3660-3673.

Yang K, Geng Q, Song F, et al. 2020. Transcriptome sequencing revealed an inhibitory mechanism of *Aspergillus flavus* asexual development and aflatoxin metabolism by soy-fermenting non-aflatoxigenic *Aspergillus*. International Journal of Molecular Sciences, 21(19): 6994.

Yang L, Wang Z. 2021. Advances in the total synthesis of aflatoxins. Frontiers in Chemistry, 9: 779765.

Yang Y, Ji J, Wu S, et al. 2023. Efficient biodegradation of patulin by *Aspergillus niger* FS10 and metabolic response of degrading strain. Foods, 12(2): 382.

Yi P, Pai C, Liu J. 2011. Isolation and characterization of a *Bacillus licheniformis* strain capable of degrading zearalenone. World Journal of Microbiology & Biotechnology, 27: 1035-1043.

Yiannikouris A, André G, Poughon L, et al. 2006. Chemical and conformational study of the interactions involved in mycotoxin complexation with beta-D-glucans. Biomacromolecules, 7(4): 1147-1155.

You Y, Qiu Y, Xu H, et al. 2024. Effective and food-grade detoxification of multiple mycotoxins using yeast expressed manganese peroxidases. Food Bioscience, 59: 103886.

Young J C, Zhou T, Yu H, et al. 2007. Degradation of trichothecene mycotoxins by chicken intestinal microbes. Food and Chemical Toxicology, 45(1): 136-143.

Yu T, Boob A G, Volk M J, et al. 2023. Machine learning-enabled retrobiosynthesis of molecules. Nature Catalysis, 6 (2): 137-151.

Zhai Y, Hu S, Zhong L, et al. 2019. Characterization of deoxynivalenol detoxification by *Lactobacillus paracasei* LHZ-1 isolated from yogurt. Journal of Food Protection, 82: 1292-1299.

Zhang D, Tian Y, Tian Y, et al. 2021. A data-driven integrative platform for computational prediction of toxin biotransformation with a case study. Journal of Hazardous Materials, 408: 124810.

Zhang D, Xing H, Liu D, et al. 2024a. Discovery of toxin-degrading enzymes with positive unlabeled deep learning. ACS Catalysis, 14 (5): 3336-3348.

Zhang H, Cui L, Xie Y, et al. 2024b. Characterization, mechanism, and application of dipeptidyl peptidase Ⅲ: an aflatoxin B1-degrading enzyme from *Aspergillus terreus* HNGD-TM15. Journal of Agricultural and Food Chemistry, 72: 15998-16009.

Zhang H, Dong M, Yang Q, et al. 2016. Biodegradation of zearalenone by *Saccharomyces cerevisiae*: possible involvement of ZEN responsive proteins of the yeast. Journal of Proteome, 143: 416-423.

Zhang J, Qin X, Guo Y, et al. 2020. Enzymatic degradation of deoxynivalenol by a novel bacterium, *Pelagibacterium halotolerans* ANSP101. Food and Chemical Toxicology, 140: 111276.

Zhang Q, Wang X, Luo H, et al. 2022a. Metabolic engineering of *Pichia pastoris* for myo-inositol production by dynamic regulation of central metabolism. Microbial Cell Factories, 21(1): 112.

Zhang Y, Fan Y, Dai Y, et al. 2024c. Crude lipopeptides produced by *Bacillus amyloliquefaciens* could control the growth of *Alternaria alternata* and production of *Alternaria* toxins in processing tomato. Toxins, 16(2): 65.

Zhang Y Q, Lin H K, Wang L, et al. 2025. Modulating the electronic configuration of single-atom nanozymes using cobalt nanoclusters for enhanced mycotoxin degradation. Food Chemistry, 479: 143852.

Zhang Y Q, Sun Y, Man Y, et al. 2022b. Highly efficient adsorption and catalytic degradation of aflatoxin B1 by a novel porous carbon material derived from Fe-doped ZIF-8. Chemical Engineering Journal, 440: 135723.

Zhang Y, Zhao Q, Ngea G L N, et al. 2024d. Biodegradation of patulin in fresh pear juice by an aldo-keto reductase from *Meyerozyma guilliermondii*. Food Chemistry, 436: 137696.

Zhang Z, Li M, Wu C, et al. 2019. Physical adsorption of patulin by *Saccharomyces cerevisiae* during fermentation. Journal of Food Science and Technology, 56: 2326-2331.

Zhao J, Liu W, Jia R. 2024. New *Microbacterium* species ASAG1016 used in degrading ochratoxin, vomitoxin and T-2 toxin in feed and inhibiting growth of *Penicillium*. Patent. CN117866810(A).

Zhao L, Jin H, Lan J, et al. 2015. Detoxification of zearalenone by three strains of *Lactobacillus plantarum* from fermented food *in vitro*. Food Control, 54: 158-164.

Zhao Y, Han X, Zhang N, et al. 2023. Removal of aflatoxin B1 and zearalenone in mixed aqueous solution by palygorskite-montmorillonite materials in situ prepared from palygorskite mineral. Langmuir, 39(7): 2797-2807.

Zhao Z M, Shang X F, Lawor R K, et al. 2019. Anti-phytopathogenic activity and the possible mechanisms of action of isoquinoline alkaloid sanguinarine. Pesticide Biochemistry and Physiology, 159: 51-58.

Zheng X, Wei W, Rao S, et al. 2020. Degradation of patulin in fruit juice by a lactic acid bacteria strain *Lactobacillus casei* YZU01. Food Control, 112: 107147.

Zheng X, Zheng L, Xia F, et al. 2023. Biological control of blue mold rot in apple by *Kluyveromyces marxianus* XZ1 and the possible mechanisms of action. Postharvest Biology and Technology, 196: 112179.

Zheng Y, Dou J, Sun C, et al. 2024. Application of modified β-glucan/montmorillonite-based sodium alginate microsphere adsorbents for removing deoxynivalenol and zearalenone from corn steep liquor. Food Control, 158: 110204.

Zhou H, Sun F. 2022. Food bioactive compounds with prevention functionalities against fungi and

mycotoxins: developments and challenges. Current Opinion in Food Science, 48: 100916.
Zhu C, Lei M, Andargie M, et al. 2019. Antifungal activity and mechanism of action of tannic acid against *Penicillium digitatum*. Physiological and Molecular Plant Pathology, 107: 46-50.
Zhu Y, Hassan Y, Lepp D, et al. 2017. Strategies and methodologies for developing microbial detoxification systems to mitigate mycotoxins. Toxins, 9: 130.

第 4 章　展　　望

粮食食品安全是我国乃至全世界整个社会安全的基础和重要组成部分，对社会民生和国民经济发展至关重要。本书仅涉及真菌毒素污染相关的安全性问题，是整个粮食食品安全的一部分。而近年来国内外提及较多的为粮食种植、收获、运输、储藏、加工等全过程的减损问题，也较多涉及霉变或真菌毒素重污染粮食的管控与处置难题。

随着高新技术发展以及整个社会的进步，将来粮食食品安全肯定会大幅度得到绝对保障以及赋能更高值的粮食制品产出,而同时针对真菌毒素污染亦是如此。例如，人工智能技术的进步，将可准确模拟粮食中真菌毒素的演变规律，进而提出主要的防控点以及针对性的处置措施；针对大型粮仓的管理、运输等也将可能实行完全无人化的数字化监管；而针对不同真菌毒素分子，亦可通过百万级以上的化学反应预测来精准推断出真菌毒素生物合成与降解中涉及的各种基因、酶以及代谢产物等，为真菌毒素防控提供更安全、更高效的途径。当然，由于粮食行业以及粮食产品作为人和动物基本消费的属性，这些高新技术和产品的应用必须得到相关监管机构的验证以及严格审批后方可进入粮食生产链条中合法应用，如真菌毒素降解菌剂、酶制剂等。

虽然真菌毒素是自然界中病原菌侵染产出粮食的寄主作物发生病害而天然衍生带来的有毒次生代谢产物，很难完全消亡。但我们可以通过全过程的重要管控来消除这些毒素污染对粮食生产、加工和食用安全性等的重要影响，从而在确保农业安全生产效率的前提条件下，后期实现粮食及其制品的高值化利用，最终将真菌毒素污染的影响降低至国家食品安全法规的限量值以内，确保粮食安全与食品安全可控。

武爱波